beck ^Ische reihe

W0057546

b^{sr}

Legasthenie – heute zutreffender „Lese-Rechtschreib-Schwäche" genannt – kann, wie die neuere Forschung zeigt, durch zahlreiche unterschiedliche Leistungseinbußen hervorgerufen werden. Zu diesen gehören oft nur schwer erkennbare Schwächen der visuellen Wahrnehmung, Aufmerksamkeitsstörungen, inadäquate Blickbewegungen, spezielle Defizite des Gedächtnisses sowie viele andere sensorische und kognitive Einschränkungen.

Reinhard Werth, der selbst intensiv an der Entwicklung neuer Diagnose- und Therapieverfahren arbeitet, erläutert hier anschaulich und detailliert, wie diese unterschiedlichen Lesestörungen zu erkennen sind und welche spezifischen Therapien sie beheben.

Ein Buch für Eltern, Lehrer und Erzieher, für Psychologen und Therapeuten.

PD Dr. Dr. *Reinhard Werth*, habilitiert für Medizinische Psychologie und Wissenschaftstheorie, lehrt und forscht hauptsächlich auf den Gebieten der Klinischen Neuropsychologie und Medizinischen Psychologie an der Universität München. Darüber hinaus arbeitet er als Klinischer Neuropsychologe am dortigen Institut für Soziale Pädiatrie und Jugendmedizin. Bei C. H. Beck erschien von ihm außerdem das Buch *Hirnwelten* (1998).

Reinhard Werth

Legasthenie und andere Lesestörungen

Wie man sie erkennt und behandelt

Verlag C. H. Beck

Mit 24 Abbildungen

Die Deutsche Bibliothek – CIP-Einheitsaufnahme

Werth, Reinhard:
Legasthenie und andere Lesestörungen: wie man sie erkennt
und behandelt / Reinhard Werth. – Orig.-Ausg. –
München: Beck, 2001
    (Beck'sche Reihe; 1422)
    ISBN 3 406 45962 5

Originalausgabe
ISBN 3 406 45962 5

Umschlagentwurf: +malsy, Bremen
Umschlagabbildung: Eliane Sulle/The Image Bank
© Verlag C.H. Beck oHG, München 2001
Satz: Fotosatz Reinhard Amann, Aichstetten
Druck und Bindung: Druckerei C. H. Beck, Nördlingen
Printed in Germany

www.beck.de

Inhalt

1. Einleitung

Das Phänomen der Lese-Rechtschreib-Störung ist bereits im letzten Jahrhundert beschrieben worden. Als einer der ersten hat Ranschburg 1916 den Begriff der Legasthenie verwendet.[1] Darunter verstand er die Unfähigkeit von Schulkindern, sich das Lesen innerhalb der ersten Schuljahre anzueignen, obwohl sie normale Sinnesorgane besitzen. Seitdem wurden zahlreiche, jedoch meist unbefriedigende Versuche unternommen, einen Begriff der Legathenie zu definieren. Die Diagnose der Legasthenie ist, wie im folgenden gezeigt werden soll, mit manchen Problemen behaftet und sollte durch eine differenziertere Betrachtungsweise ersetzt werden.

Da nicht wirklich Klarheit darüber besteht, was als „Legasthenie" bezeichnet werden soll, läßt sich auch die Häufigkeit des Auftretens einer Legasthenie nicht eindeutig angeben. Man kann jedoch davon ausgehen, daß im deutschen Sprachraum zwischen 10 und 20 % der Grundschulkinder in der Lese- und/oder Rechtschreibfähigkeit deutlich hinter dem Niveau des Klassendurchschnitts zurückbleiben.[2]

Die Frage, ob es sich bei der „Legasthenie" um eine eigenständige Störung handelt oder ob sie nur die Folge anderer Störungen, wie z. B. Wahrnehmungsstörungen oder Störungen der Augenbewegungen, ist, wurde lange kontrovers diskutiert. Eine sorgfältige Bewertung des heutigen Forschungsstandes belegt jedoch unzweifelhaft, daß es sich bei der Legasthenie nicht um eine einheitliche Störung handelt. Bisherige Forschungsergebnisse zeigen mit zunehmender Deutlichkeit, daß die als *Legasthenie* bezeichnete Lese- und/oder Rechtschreibstörung auf unterschiedliche Weise verursacht werden kann. Lesen stellt sich heute als eine äußerst komplexe Tätigkeit dar, an der viele Hirnleistungen beteiligt sind, die durch unterschiedliche neurobiologische Mechanismen vermittelt werden. Vielfältige Störungen können diese Mechanismen befallen und zu sehr ähnlichen Lesedefiziten führen.

Die bekannten Lesetests erlauben es, das Vorliegen einer solchen Lesestörung zu diagnostizieren. Für eine differenzierte Analyse von durch verschiedene Funktionseinbußen bedingten Lesestörungen reicht die Anwendung psychologischer Lesetests jedoch nicht aus. Ursachen von Lesestörungen sind meist erst mit weitergehenden psychologischen und medizinischen Verfahren auffindbar. Da die Diagnostik sich in aller Regel auf die Anwendung der bekannten Lesetests beschränken muß, bleibt die Ursache für die Lesestörung meist unerkannt, und eine ursachenbezogene Therapie ist so nicht durchführbar. Es bleibt dem Geschick der TherapeutInnen überlassen, dennoch einen erfolgreichen Weg der Therapie zu finden.

Ziel der Diagnostik einer Lesestörung muß es aber sein, die Ursachen der Störung einzugrenzen und damit die Voraussetzungen für eine ursachenbezogene Therapie zu schaffen. Erst dann können therapeutische Bemühungen versuchen, die Ursachen der Störung zu beheben, abzuschwächen oder wenigstens ihre Folgen gezielt zu umgehen.

In dem vorliegenden Buch wird eine Vielzahl unterschiedlicher Lesestörungen beschrieben, wie sie LehrerInnen, PsychologInnen und TherapeutInnen immer wieder begegnen. Da Studien über die Häufigkeit der einzelnen Arten von Lesestörungen nicht existieren, wurden solche Störungsbilder ausgewählt, die nach meiner Kenntnis keine Ausnahmen sind. Ein besonderes Anliegen dieses Buches ist, die Mannigfaltigkeit möglicher Störungsbilder und die Vielfalt therapeutischer Vorgehensweisen zu betonen. Aufgrund langjähriger klinischer Erfahrung wurde vom Autor ein Diagnose- und Therapieprogamm erstellt, das erlaubt, die nötigen diagnostischen Schritte systematisch zu vollziehen und möglichst viele unterschiedliche Wege diagnostischer und therapeutischer Vorgehensweisen zu verfolgen.

Die hier beschriebenen Tests dienen dazu, zu erkennen, in welchen Bereichen für das Lesen notwendige Leistungen so weit verbessert werden können, daß ein möglichst flüssiges und fehlerfreies Lesen möglich ist. Die angegebenen Übungsverfahren zeigen, wie eine Verbesserung der Leseleistung hergestellt werden kann. Welche Leistung in den einzelnen Tests erreicht werden muß, hängt davon ab, welche Leistung beim Lesen eines Textes angestrebt wird. Das Leistungsziel muß auf den jeweiligen Probanden abgestimmt werden und kann von den TherapeutInnen oder ProbandInnen selbst vorgegeben werden. Dieses Ziel kann sein, beim Lesen eines Textes die Altersnorm zu erreichen. Das Ziel kann jedoch auch darin bestehen, unterhalb der Altersnorm zu bleiben, wenn die Leistungsgrenze hier erreicht ist. Wer nur in der Lage ist zu buchstabieren, hat schon große Fortschritte gemacht, wenn er 30 Wörter pro Minute mit

20 % Fehlern lesen kann. Dies mag dann das erste Ziel der therapeutischen Bemühung sein. Er muß dann in den Tests Wörter nicht so sicher und so rasch erkennen wie jemand, dessen Ziel es ist, mindestens 150 Wörter pro Minute fehlerfrei zu lesen. Ist das Ziel, im Durchschnitt pro Sekunde ein Wort laut zu lesen, so dürfen die dazu notwendigen Prozesse – Sehen, Erkennen, Aussprechen eines Wortes – in ihrer Gesamtheit nicht mehr als eine Sekunde in Anspruch nehmen. Beanspruchen sie mehr Zeit, so bedeutet dies, daß der Ablauf einzelner Leistungen durch gezielte Übungen beschleunigt werden muß. Wer aber doppelt so schnell lesen können möchte, muß in den einzelnen Tests in der Lage sein, in noch kürzerer Zeit Wörter zu sehen, zu erkennen und auszusprechen.

Manchmal mag man auch bestrebt sein, eine Leseleistung zu erzielen, die die Altersnorm erheblich übersteigt. Die anzustrebende Leistung in den einzelnen Tests muß sich deshalb jeweils an der Leseleistung orientieren, die man zu erreichen sucht. Dabei kann es vorkommen, daß eine für das Lesen notwendige Einzelleistung schwächer entwickelt ist, als es der Altersnorm entspricht, diese jedoch durch eine andere, besondere Fähigkeit ausgeglichen werden kann. Auch hier besteht kein Grund, in jeder Einzelleistung eine vorgegebene Altersnorm zu erfüllen. Aus diesen Gründen (und anderen, die hier nicht erschöpfend diskutiert werden können) macht es keinen Sinn, für jeden Test eine Altersnorm vorzuschreiben. Es stellt sich hier nicht die Frage, ob in jedem Test die Altersnorm erfüllt wird, sondern es wird danach gefragt, ob sich in den Tests Defizite zeigen, die auszuräumen sind, um das jeweils gesteckte Ziel einer Leseleistung zu erreichen. Altersnormen müssen dort beachtet werden, wo die Frage nach der Altersnorm gestellt wird. Die Entstehung von Leistungsdefiziten durch das Zusammenspiel unterschiedlicher Störungen ist jedoch weitaus komplexer, als daß sie allein durch das schematische Denken in Altersnormen zu erfassen wäre.

Das Buch soll in einer auch dem Laien verständlichen Weise die für das Lesen entscheidenden psychologischen und biologischen Mechanismen beschreiben. Das letzte Kapitel über neurobiologische Grundlagen des Lesens stellt naturgemäß etwas höhere Anforderungen an die LeserInnen. Dies ist aufgrund der Komplexität der neurobiologischen Zusammenhänge unvermeidbar. LeserInnen, die sich nicht so sehr in die neurobiologischen Grundlagen vertiefen möchten, können dieses Kapitel überfliegen, um lediglich einen Eindruck von der Komplexität der Materie zu erhalten. Dies ist ohne weiteres möglich, da der neurobiologische Teil des Buches erst auf die diagnostischen und therapeutischen Kapitel folgt und keine Voraussetzung für deren Verständnis ist. In diesen Kapiteln wird die Bedeutung und der Ablauf der notwendigen Untersuchungsverfahren erklärt, und es wird deutlich gemacht, warum eine Lesetherapie sich auf die jeweilige Ursache der Lesestörung richten muß. Die wichtigsten Therapieverfahren werden genau beschrieben, so daß sie von PsychologInnen, TherapeutInnen, LehrerInnen oder Eltern unter Verwendung der vom Autor zur Verfügung gestellten Diagnose- und Therapiesoftware[3] übernommen werden können. Die Diagnoseverfahren wurden während mehrerer Jahre an zahlreichen Kindern mit Erfolg erprobt. In komprimierter Form soll hier das Wichtigste vermittelt werden, was man zu einer differenzierten Beurteilung von Lesestörungen wissen muß, und damit soll Hilfe für die Diagnostik und die Therapie von Lesestörungen geboten werden.

2. Für das Lesen grundlegende Wahrnehmungsleistungen

In zahlreichen experimentellen Untersuchungen ist der Frage nachgegangen worden, ob bei Kindern, die als legasthen eingestuft wurden, Wahrnehmungsstörungen nachweisbar sind. Zeigen die legasthenen Kinder gegenüber normalen Lesern keine Auffälligkeit der überprüften Wahrnehmungsleistung, so läßt dies jedoch nicht den Schluß zu, Legasthenie sei nicht durch Wahrnehmungsstörungen bedingt. Da die in Betracht kommenden Wahrnehmungsstörungen außerordentlich vielfältig und differenziert sein können, muß man sich fragen, ob in einer experimentellen Untersuchung überhaupt alle relevanten Wahrnehmungsstörungen auf ihre ursächliche Bedeutung für die Entstehung der Lesestörung überprüft wurden. Es ist durchaus möglich, daß die an diesen Kindern untersuchten „gröberen" Wahrnehmungsleistungen (wie z. B. das Formenerkennen) zufällig ungestört waren und die gestörten, eher subtilen Leistungen sowie deren Zusammenwirken nicht getestet wurden. Man kann sich bei der Antwort auf die Frage, ob die Legasthenie durch eine Wahrnehmungsstörung bedingt ist, nämlich nicht darauf beschränken, einige wenige Wahrnehmungsleistungen bei einer Gruppe legasthener Kinder zu untersuchen. Es würde schließlich auch keinem Arzt einfallen, bei allen Patienten, die ihn konsultieren, weil ihre Lesefähigkeit sich verschlechtert hat, einige Experimente zum Formensehen durchzuführen und, falls die Patienten darin keine Auffälligkeit zeigen, den Schluß zu ziehen, die Ursache der verminderten Leseleistung sei nicht in einem Wahrnehmungsdefizit zu suchen. Er wird vielmehr systematisch alle bei einem Patienten in Frage kommenden Sehleistungen prüfen und dann entweder die Ursache finden oder, falls alle in Frage kommenden Sehstörungen ausgeschlossen sind, den Patienten zur Abklärung anderer Ursachen z. B. an einen Neurologen überweisen. Erst wenn alle denkbaren Ursachen ausgeschlossen sind, wird man den Schluß ziehen, daß es sich um eine eigenständige Störung handelt, die durch keine bekannte andere Störung allein bedingt oder mitbedingt ist.

Hierbei ist auch zu bedenken, daß publizierte experimentelle Untersuchungen oft nur an relativ kleinen Gruppen von Kindern durchgeführt wurden. Man kann davon ausgehen, daß es sich bei einer solchen Gruppe legasthener Kinder nicht um eine korrekte Repräsentation der oft vielen tausend legasthenen Kinder handelt, die PsychologInnen während jahrelanger diagnostischer und therapeutischer Tätigkeit vorgestellt werden. Zeigt sich, daß in einer solchen experimentell untersuchten Gruppe legasthener Kinder keine Wahrnehmungsstörung auftritt, so kann sie dennoch in der Gesamtheit legasthener Kinder häufig sein. Von der Häufigkeit des Auftretens oder des Fehlens einer Wahrnehmungsstörung, die an einer nicht repräsentativen Gruppe leseschwacher Kinder in Experimenten festgestellt wurde, läßt sich nicht auf die Häufigkeit des Auftretens oder Fehlens dieser Störung in der Gesamtpopulation der in der psychologischen Praxis betreuten Kinder schließen. Die Ergebnisse der hier besprochenen experimentellen Ergebnisse sollten deshalb nicht verallgemeinert werden. Sie sind vorsichtig dahingehend zu interpretieren, daß es offensichtlich Kinder mit einer Lesestörung gibt, die gleichzeitig diese oder jene Wahrnehmungsstörung haben. Der von manchen Autoren vertretenen These, die Ergebnisse ihrer Experimente zeigten, die Legasthenie (oder Entwicklungsdyslexie) sei (generell) durch die von ihnen beobachtete Wahrnehmungsstörung verursacht, ist mit kritischer Zurückhaltung zu begegnen.

Wir müssen uns als erstes fragen, was Lesen eigentlich ist und welche Leistungen unseres Gehirns für ein angemessenes flüssiges Lesen erforderlich sind. Zweifellos müssen wir den zu lesenden Text genau genug sehen – eine geradezu triviale Feststellung, wie es scheint. Und dennoch sind es oft unterschiedliche Sehstörungen, die manchmal unbemerkt einer Leseschwäche zugrunde liegen. Es sind nicht nur die von den Kindern selbst wahrgenommenen oder den Eltern augenfälligen Sehprobleme und auch nicht allein die Sehschwächen, die in der augenärztlichen Routineuntersuchung schon zutage treten, die das Lesen außerordentlich behindern können. Nicht selten sind es Sehstörungen recht subtiler Art, die erst in einer detaillierten Diagnostik, die die normale Routineuntersuchung übersteigt, erkennbar werden und deren Diagnostik nicht im Bereich der Augenheilkunde angesiedelt ist, sondern sich in der Neurologie, Neuropsychologie oder Psychophysik etabliert hat. Im Vorschulalter sind die Störungen oft erst durch die Anwendung spezieller, auf Kinder zugeschnittener Verfahren, die jedoch nicht zu den allgemein bekannten Routineverfahren zählen, nachweisbar.

Es bedarf keiner besonderen Diskussion, daß neben ausreichenden Sehleistungen auch hinreichend gute Hörleistungen zur Verfügung stehen müssen. Lesen lernen setzt voraus, daß die Kinder auch richtig hören, wie die Buchstaben und geschriebenen Wörter auszusprechen sind. Wann immer der Verdacht besteht, daß das Hörvermögen eingeschränkt sein könnte, sind Hörleistungen, einschließlich der Fähigkeit zur Differenzierung sprachlicher Laute, eingehend zu überprüfen.

2.1 Sehstörungen, die uns am Lesen hindern

Zur Beantwortung der Frage, ob Legasthenie durch Sehstörungen verursacht ist, wurden leseschwache Kinder und normallesende Kinder in ihrer Fähigkeit verglichen, visuelle Formen und Buchstaben zu erkennen.[4] Wir müssen jedoch davon ausgehen, daß die Gruppe der leseschwachen Kinder nicht homogen ist und daß die Leseschwächen dieser Kinder auf unterschiedliche Weise verursacht sind. Neuere differenzierte Forschungen haben zweifelsfrei nachgewiesen, daß eine Untergruppe der als legasthen eingestuften Kinder gleichzeitig Defizite in unterschiedlichen visuellen Bereichen zeigen.[5] Es ließ sich sogar nachweisen, in welchem Maße visuelle Defizite die Lesefähigkeit vermindern können.[6]

Daß bei einer Verminderung der Sehschärfe ein Text verschwimmen kann, so daß er nicht oder nur mit Mühe lesbar ist, bedarf keiner besonderen Begründung. Die Ursache besteht häufig in einer Veränderung der Brechungseigenschaften des Auges, die durch eine Brille korrigierbar ist. Natürlich lassen sich nicht alle Arten von Sehschärfeminderung durch eine Brille beheben. Erkrankungen der Netzhaut, des Sehnervs, der Bahnen des Gehirns, die die Information aus den Augen weiterleiten, und eine Schädigung der Hirnstrukturen, die die ankommende visuelle Information zu einem Seheindruck verarbeiten, können ebenso zu einem Verschwommensehen führen. In diesen Fällen läßt sich die Sehschärfeminderung nicht durch eine Brille ausgleichen.

Schädigungen des Sehsystems können sogar teilweise oder vollständig zur Erblindung führen. Während die Existenz größerer blinder Bereiche oft schon aufgrund der Alltagsbeobachtung, daß Kinder häufig Gegenstände übersehen, zu vermuten ist, sind kleinere Gesichtsfeldausfälle nicht immer einfach zu entdecken. Handelt es sich um eine Erkrankung der Netzhaut, so ist diese oft bereits vom Augenarzt bei einer Inspektion des Augenhintergrundes an typischen Veränderungen zu erkennen. Auch Erkrankungen des Sehnervs können durch eine Veränderung der Papille, des Austrittsorts der Fasern des Sehnervs aus der Netzhaut, sichtbar werden. Allein die Erkrankungen des Auges, die zu einer Verminderung der Sehleistung und infolgedessen zu Lesestörungen führen, sind so vielfältig, daß sie ein eigenes Lehrbuch füllen würden.[7] Die Diagnose und Therapie dieser Erkrankungen liegen in der Kompetenz des Augenarztes. Die augenärztliche Untersuchung sollte deshalb am Anfang jeder Suche nach den Ursachen einer Lesestörung stehen.

Wie leicht eine Legasthenie diagnostiziert wird, ohne dabei Sehstörungen in Betracht zu ziehen, soll an einem Beispiel verdeutlicht werden: Ein 12jähriger Junge wurde dem Autor erst zur Untersuchung der Sehleistungen vorgestellt, nachdem der Junge schon über ein Jahr lang ein – bislang erfolgloses – Lesetraining absolviert hatte. Bei einer hochauflösenden Untersuchung des Gesichtsfeldes zeigten sich sehr kleine erblindete Bereiche und Bereiche verminderter Sehleistung an beiden Augen. Sie waren groß genug, um Teile von Buchstaben zu „verdecken" und das Lesen einzuschränken.

Ein anderer, 8jähriger Junge, der an den gleichen kleinen blinden Bereichen im Zentrum des Gesichtsfeldes litt, war, trotz guter intellektueller Fähigkeiten, geradezu unfähig, auch nur einfache Wörter zu lesen. Auch bei diesem Jungen verdeckten die blinden Bereiche Teile der Buchstaben, so daß er den Text nur bruchstückhaft erkennen konnte. Da beide Kinder an diese unvollkommene Art des Sehens von Anfang an gewöhnt waren, fiel ihnen auch nichts Besonderes an ihrer Art des Sehens auf. Beide galten als hoffnungslose Legastheniker. Die Leseunfähigkeit war jedoch mit einfachsten Mitteln zu beheben, sobald die Ursache der Störung gefunden war. Um zu vermeiden, daß die kleinen blinden Flecken Teile von Buchstaben so weit abdeckten, daß sie kaum noch zu erkennen waren, mußte der zu lesende Text nur um ein bestimmtes Maß vergrößert werden, worauf beide Jungen das Lesen rasch erlernten.

Die Schwierigkeit bei der Diagnose so kleiner Gesichtsfeldausfälle ist, daß diese von den Patienten oft selbst nicht als blinde Bereiche empfunden werden. Dies ist leicht nachvollziehbar, wenn man sich verdeutlicht, daß auch gesunde Personen nicht bemerken, daß jedes Auge über einen blinden Fleck (am Austrittsort des Sehnervs)

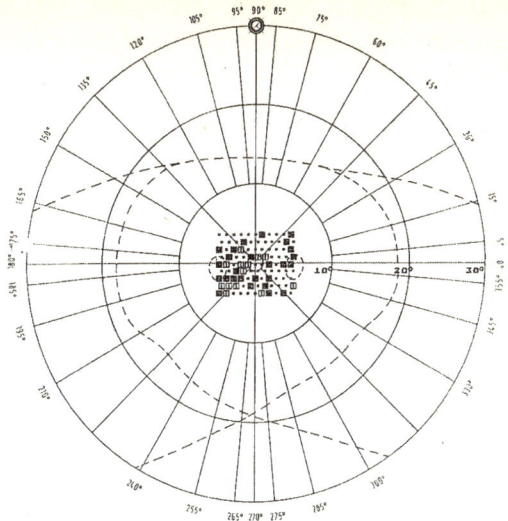

Abb. 1: *Gesichtsfeld eines Jungen, bei dem sich aufgrund einer Netzhaut-erkrankung kleine blinde Bereiche und Bereiche verminderter Sehleistung ausgebildet hatten, die seine Lesefähigkeit erheblich verminderten. Bei der Untersuchung des Gesichtsfeldes mußte der Junge eine Markierung in der Mitte des Monitors eines Elektronikkampimeters fixieren. Die fixierte Mar-kierung entspricht dem Mittelpunkt des abgebildeten Gesichtsfeldes. Dabei erschienen für 200 Millisekunden Lichtpunkte eines Durchmessers von 2 mm auf dem Monitor (Leuchtdichte des Lichtpunkte: 300 cd/m²; Hinter-grundleuchtdichte: 10 cd/m²). Wenn immer der Junge einen Lichtpunkt ent-deckte, mußte er einen Knopf drücken. Die Reihenfolge der Orte, an denen die Lichtpunkte erschienen, war zufällig. In der Abbildung ist jeder Ort, an dem der Lichtpunkt entdeckt wurde, durch einen Punkt markiert. Schwarze Quadrate geben an, an welchen Orten die Lichtpunkte nicht entdeckt wur-den, nicht ausgefüllte Quadrate stehen für Orte reduzierter Sehleistung. Der Abstand dieser Punkte und Quadrate von der fixierten Markierung in der Mitte des Monitors ist in Bogengrad angegeben.*

verfügt, den wir jedoch nicht als „Loch" im Gesichtsfeld wahrneh-men. Die kleinen blinden Bereiche der beiden Kinder waren nur durch die Anwendung sehr empfindlicher Meßverfahren zu ent-decken.

Solche kleinen blinden Bereiche traten aber nur in wenigen Aus-nahmen unter den Kindern auf, die dem Autor wegen ihrer Leseprobleme vorgestellt wurden, und hatten leicht feststellbare Ursachen in einer Erkrankung der Netzhaut. In aller Regel sind vorliegende Netzhauterkrankungen bereits bekannt, wenn die Kinder wegen ihrer Leseschwierigkeiten vorgestellt werden, so daß mit der Möglichkeit von Gesichtsfeldausfällen gerechnet werden muß. Bei allen Erkrankungen der Augen, des Sehnervs oder nachgeschalteter Strukturen des Sehsystems ist immer an die Möglichkeit einer Sehstörung zu denken. Der erste Schritt bei der Diagnosefindung seitens der PsychologInnen und KinderärztInnen sollte immer eine genaue Anamnese sein, die besonders auf bestehende Vorerkrankungen der Augen und des Sehsystems achtet. Bereits der leiseste Verdacht, daß Sehleistungen durch eine solche Erkrankung eingeschränkt sein könnten, erfordert eine genaue Untersuchung des Einflusses der verminderten Sehleistungen auf die Leseschwäche, damit eine Lesetherapie diese Einflüsse berücksichtigen kann. Wie in den angeführten Beispielen sind es oftmals kleine Maßnahmen, die den Kindern helfen können und eine lange erfolglose Lesetherapie vermeiden, die das visuelle Grundproblem des Kindes übersieht.

2.2 Wie man die Fähigkeit zum Buchstabenunterscheiden untersucht

Das Lesen einzelner Buchstaben setzt voraus, daß man in der Lage ist, die graphische Form der Buchstaben voneinander zu unterscheiden. Man sollte annehmen, daß eine solche grundlegende Fähigkeit sich ohne Aufwand dadurch prüfen läßt, daß man den ProbandInnen zunächst einen bestimmten Buchstaben zeigt. Anschließend zeigt man eine Vorlage, auf der die Buchstaben des Alphabets zufällig verteilt sind, und bittet die ProbandInnen, den zuvor gezeigten Buchstaben wiederzufinden. Dieses in verschiedenen Varianten praktizierte Verfahren bietet sich zwar als einfaches Untersuchungsverfahren an, ist jedoch sehr fragwürdig. Das systematische Absuchen einer Vorlage ist nämlich häufig schon (gerade bei aufmerksamkeitsschwachen Kindern) an sich gestört. Eine Auffälligkeit in einem solchen Test ist deshalb nicht als eine Verminderung der Fähigkeit zur Unterscheidung von Buchstaben interpretierbar, sondern kann ebenso seine Ursache in einer gestörten visuellen Suchstrategie haben. Idealerweise führt man einen solchen Test deshalb in der Form durch, daß man jeweils zwei Buchstaben hintereinander zeigt[10] und anschließend fragt, ob die Buchstaben identisch oder verschieden waren. Dies hat gegenüber Testverfahren, in denen ein Testbuchstabe unter den anderen Buchstaben gesucht werden muß, den Vorteil, daß das Absuchen der Vorlage, auf der die Buchstaben verteilt sind, keine Rolle spielt.

Auch wenn ProbandInnen in der Lage sind, in einem solchen Test bestimmte Buchstaben von anderen Buchstaben zu unterscheiden, stellt sich dennoch die Frage, wie lange jeder Buchstabe gezeigt werden muß, damit er deutlich genug gesehen und von anderen Buchstaben unterschieden werden kann. In sogenannten *tachystoskopischen* Untersuchungen, in denen Kinder anstatt Buchstaben Streifenmuster, die nur sehr kurzzeitig gezeigt wurden, erkennen mußten, konnte nachgewiesen werden, daß leseschwache Kinder Streifenmuster häufig schlechter erkennen können als normallesende Kinder, wenn diese Streifenmuster für eine Zeit zwischen 100 Millisekunden und einer Sekunde dargeboten wurden. Der Unterschied zwischen den leseschwachen Kindern und den normalen Lesern war besonders ausgeprägt, wenn die Streifen eine bestimmte „Dichte" (einer Frequenz von vier Streifen pro Sehwinkelgrad) besaßen und wenn sie eine halbe Sekunde oder eine Sekunde anwesend waren.[8] Dieser Unterschied zwischen schwachen und normalen Lesern wurde mit einer verminderten Leistung eines von zwei verschiedenen Sinneskanälen des Sehsystems (eine Beschreibung dieser Systeme findet sich in Kap. 14) in Zusammenhang gebracht.[9]

Keinesfalls dürfen solche Ergebnisse zu der Verallgemeinerung verleiten, daß man behauptet, alle leseschwachen Kinder litten an einem solchen Wahrnehmungsdefizit. Es ist auch nicht klar, ob wirklich ein ursächlicher Zusammenhang zwischen diesem Befund und einer Leseschwäche besteht. Dennoch darf man nicht ohne weiteres davon ausgehen, daß die Wahrnehmungsleistungen bei leseschwachen Kindern, die zur Untersuchung vorgestellt werden, sich völlig im Normbereich bewegen, wenn sie in der augenärztlichen Routineuntersuchung unauffällig waren. Es wäre durchaus möglich, daß zumindest das eine oder andere Kind Schwierigkeiten hat, bei kurzzeitiger Darbietung Buchstaben hinreichend deutlich zu sehen. Wie später noch beschrieben wird, werden beim Lesen Wörter oder Wortsegmente tatsächlich nur für kurze Zeit gesehen, und zwar genau für solche Zeitintervalle, innerhalb derer leseschwache Kinder in der oben angeführten Untersuchung Streifenmuster besonders schlecht erkennen konnten.

Wie sicher kurzzeitig gebotene Buchstaben gesehen werden, läßt sich in dem Diagnoseprogramm des Autors[3] durch kurzzeitige (*tachystoskopische*) Darbietung der Buchstaben untersuchen.

Test 1: Einzelne Buchstaben werden dazu in diesem Programm für einstellbare Zeitintervalle geboten. Zunächst wird der Ort, an dem der Buchstabe (Testbuchstabe) zum erstenmal erscheinen wird, durch einen roten Lichtpunkt (den *Fixationspunkt*) markiert. Es ist vom Untersuchenden genau darauf zu achten, daß der Proband den Blick auf diesen Fixationspunkt richtet. Erst dann löst der Untersucher die Darbietung des Testbuchstabens durch einen Tastendruck aus. Die zum Sehen des Buchstabens benötigte Zeit ist nämlich nur die Zeit, die der Buchstabe an einer Stelle der Netzhaut abgebildet werden muß, die eine für das genaue Sehen des Buchstabens hinreichend hohe Sehschärfe besitzt (der *Fovea*). Wir nennen dieses Zeitintervall *sensorisches Intervall*.[10] Durch Verlängern oder Verkürzen der Darbietungszeit des Buchstabens läßt sich dann die Länge des sensorischen Intervalls ermitteln, also die Zeit, die ein Buchstabe geboten werden muß, bis er gesehen werden kann. Die einfachste Art festzustellen, ob der Buchstabe gesehen wurde, besteht darin, den jeweiligen Buchstaben benennen zu lassen. Dabei spielt es keine Rolle, wie lange der Proband, nachdem der Buchstabe verschwunden ist, braucht, um den Buchstaben richtig zu benennen.

Man wird hier fragen, welche Darbietungszeiten bei normalen Probanden gemessen werden und als Norm vorausgesetzt werden sollten. Entscheidend sind natürlich die Größe der Schrift, der Kontrast und auch die Schriftart. Einzeln unter günstigen Bedingungen gebotene Buchstaben können bei einer Darbietungszeit von weniger als 100 Millisekunden sicher erkannt werden. Ist die benötigte Darbietungszeit gegenüber guten Lesern verlängert, so ist dies nicht therapiebedürftig, wenn diese Verlängerung für das flüssige Lesen keine Rolle spielt. Da wir beim flüssigen Lesen jedoch nicht buchstabenweise lesen, ist die zum Buchstabensehen benötigte Darbietungszeit nicht entscheidend. Dennoch müssen alle Buchstaben sicher erkannt werden. Die notwendige Darbietungszeit für einzelne Buchstaben sollte nicht über 300 Millisekunden liegen. Um

festzustellen, ob alle Buchstaben bei einer bestimmten Darbietungszeit richtig erkannt werden, reicht es in der Praxis aus, wenn alle
Buchstaben des Alphabets in zufälliger Reihenfolge dreimal gezeigt
werden und jeder Buchstabe richtig erkannt wird. Man kann dies bei
einer Darbietungszeit von 200 Millisekunden prüfen und, falls hier
Unsicherheiten auftreten, eine Darbietungszeit von 300 Millisekunden wählen.

Übung: Werden Buchstaben nicht sicher erkannt, so sollte das Erkennen von kurzzeitig (d. h. für höchstens 300 Millisekunden) darge-
botenen Buchstaben geübt werden, bevor man das buchstabierende
Lesen eines Textes übt. Man beginnt die Übung zum Erkennen einzelner Buchstaben, indem man die Buchstaben so lange zeigt, bis sie
sicher erkannt werden können. Gelingt das Erkennen erst bei einer
bestimmten Darbietungszeit (z. B. 500 Millisekunden), so reduziert
man die Darbietungszeit in Schritten von 50 Millisekunden, und übt
das Erkennen bei jeder Darbietungszeit so lange, bis die Buchstaben
schließlich auch bei einer Darbietungszeit von etwa 300 Millisekunden sicher erkannt werden. Bereitete das Erkennen bestimmter
Buchstaben vor der Übung Schwierigkeiten und will man prüfen,
ob die Problembuchstaben wie z. B. *p, q, n, m, b, d* nach der Übung
richtig erkannt werden, so kann man folgendes Kriterium richtigen
Erkennens wählen: Der Buchstabe muß dreimal richtig erkannt
werden, wenn er sich dreimal unter 7 anderen Buchstaben befindet,
die in (pseudo-)zufälliger Reihenfolge nacheinander gezeigt werden. Doch dieses Kriterium ist nicht allgemeingültig, sondern muß
dem jeweiligen Probanden angepaßt werden. Konnte ein Proband
vor der Übung einen bestimmten Buchstaben nie erkennen und erkennt er ihn nach der Übung regelmäßig in zwei von drei Darbietungen, so ist dies ein Fortschritt. Ist keine weitere Verbesserung
mehr zu erreichen, so muß man sich mit dieser Endleistung begnügen, auch wenn ein strengeres Kriterium nicht erfüllt wird.

2.3 Wie lange dauert es, bis der zu einem Buchstaben gehörende Laut gefunden wird?

Es kann sich zeigen, daß ein Buchstabe z. B. 100 Millisekunden gezeigt werden muß, um richtig gesehen zu werden. Oft benötigen
Kinder jedoch mehrere Sekunden, nachdem der Buchstabe ver-

schwunden ist, bis ihnen einfällt, welcher Laut zu ihm gehört, d. h., wie er ausgesprochen wird. Es stellt sich also die Frage, ob das Kind, um ein flüssiges Lesen zu gewährleisten, zu lange braucht, um zu dem jeweiligen Buchstaben den richtigen Laut zu finden. Dieses Zeitintervall ist mit dem angegebenen Programm ohne Schwierigkeiten bestimmbar.

Test 2: Das Untersuchungsverfahren entspricht dem von Test 1. Der Computer mißt in Test 2 zusätzlich die Zeit vom Beginn der Darbietung des Buchstabens bis zum Beginn des Aussprechens des zu dem Buchstaben gehörenden Lautes. Diese Zeit kann so verlängert sein, daß sie ein flüssiges Lesen verhindert. Wir wollen diese Zeit als *Phonemabrufzeit* bezeichnen. Will man auf Test 1 verzichten und mit Test 2 beginnen, so kann man Buchstaben mit entsprechender Größe und gutem Kontrast für 200 – 300 Millisekunden zeigen. So kann man davon ausgehen, daß sie deutlich sichtbar sind. Besteht der Verdacht, daß die Buchstaben bei dieser Darbietungszeit nicht gesehen werden, so kann man die Darbietungszeit in Schritten von etwa 50 Millisekunden verlängern. Die Phonemabrufzeit (die die Zeit zur visuellen Analyse des gesehenen Buchstabens einschließt) sollte bei Probanden, die einigermaßen flüssig lesen, dann deutlich unter einer Sekunde liegen.

Übung: Zeigt sich, daß die zum richtigen Benennen der Buchstaben benötigte Zeit so verlängert ist, daß dies einem flüssigen Lesen im Wege steht (d. h., daß deutlich mehr als eine Sekunde benötigt wird), so muß das rasche Benennen von Buchstaben geübt werden. Dazu führt man den oben beschriebenen Test mehrfach durch. Die ProbandInnen sollen versuchen, die Buchstaben von Darbietung zu Darbietung zunehmend rascher zu benennen. Der Computer zeigt die jeweils benötigten Zeiten an, so daß die ProbandInnen eine Rückmeldung über die Verbesserung ihrer Leistung erhalten. Liegt das Zeitintervall vom Beginn der Darbietung des Buchstabens bis zum Beginn des Aussprechens des dem Buchstaben entsprechenden Lautes unter einer halben Sekunde, so kann man das Übungsziel als erreicht ansehen.

2.4 Wie sich die Fähigkeit zur Identifikation von Buchstaben bestimmen und trainieren läßt

In dem zuerst beschriebenen Test wurde untersucht, wie lange ein Buchstabe gezeigt werden muß, um gesehen zu werden. In dem soeben beschriebenen Test wurde der Frage nachgegangen, wie lange es dauert, bis zu einem gesehenen Buchstaben der richtige Laut gefunden wurde. Ist diese Zeit so verlängert, daß ein hinreichend flüssiges Lesen nicht mehr möglich ist, so muß diese Verlängerung der Zeit bis zum Aussprechen des Buchstabens nicht darauf zurückzuführen sein, daß der betreffende Laut nicht erinnert wird. Es ist durchaus möglich, daß der Vorgang des Erkennens bereits so lange dauert. Wenn ein Buchstabe für eine bestimmte Zeit gezeigt worden war, benötigt das Gehirn noch längere Zeit, nachdem der Buchstabe bereits verschwunden ist, um das Gesehene zu analysieren und um den „Erkennensprozeß" abzuschließen. Dieser Erkennensprozeß kann bereits abgeschlossen sein, bevor noch der zu dem Buchstaben gehörende Laut gefunden wurde. Um diese Situation zu veranschaulichen, kann man sie damit vergleichen, daß man eine Person sieht und genau weiß, wer das ist. Der Prozeß des Erkennens der Person ist dann schon abgeschlossen. Nur der Name der Person will einem nicht so bald einfallen. Man kann also auch danach fragen, wieviel Zeit ein Proband benötigt, um festzustellen, um welchen Buchstaben des Alphabets es sich handelt. Diese Zeit wird also länger sein als die Zeit, die ein Buchstabe gezeigt werden muß, um nur gesehen zu werden, da der Erkennensprozeß länger andauert als nur die visuelle Analyse. Dieser Erkennensprozeß kann andererseits schon abgeschlossen sein, noch bevor der dem erkannten Buchstaben entsprechende Laut aus dem Gedächtnis abgerufen werden konnte. Die nun zu messende Dauer des Erkennensprozesses wird also zwischen der Dauer der Zeit liegen, die der Buchstabe gesehen werden muß, und der Zeit, die vergeht, bis der entsprechende Laut ausgesprochen werden kann. Man begegnet in der Praxis immer wieder Kindern, die nicht viel länger als normale Leser benötigen, um einen Buchstaben zu sehen, die aber längere Zeit benötigen, um festzustellen, um welchen Buchstaben des Alphabets es sich handelt, und die noch viel länger brauchen, um den dazugehörenden Laut zu finden. Deshalb sollen diese verschiedenen Aspekte des Lesens eines Buchstabens hier getrennt werden.

Um die Dinge jedoch nicht unnötig kompliziert zu gestalten, werden wir die Untersuchungsmethoden etwas vereinfachen. Wir werden nämlich die Zeit, die zum Erkennen des Buchstabens benötigt wird, nicht wirklich messen. Statt dessen messen wir die Zeit, die vom Beginn der Darbietung eines Buchstabens bis zu einer nicht verbalen Reaktion (einem Tastendruck) vergeht. Dieser Tastendruck zeigt an, daß der Buchstabe erkannt wurde, ohne daß der zugehörige Laut aus dem Gedächtnis abgerufen werden mußte.

Test 3: Ob ein Buchstabe innerhalb eines bestimmten Zeitintervalls richtig erkannt wurde, läßt sich vereinfacht z. B. durch folgende Anordnung feststellen: Vor der Darbietung eines Buchstabens wird der Proband darüber informiert, daß ein bestimmter Buchstabe, z. B. ein *m*, erscheinen wird oder daß statt dessen irgend ein anderer Buchstabe auftauchen wird. Nun wird in zufälliger Reihenfolge der Buchstabe *m* oder ein anderer Buchstabe für ein vorher eingestelltes Zeitintervall (z. B. 200 Millisekunden) gezeigt. Der Proband soll auf eine Taste drücken, sobald er sich sicher ist, daß der Buchstabe *m* anwesend war. Wenn er aber meint, ein anderer Buchstabe sei gezeigt worden, so soll der Proband eine andere Taste drücken. Man kann den Probanden anschließend fragen, welcher andere Buchstabe gesehen wurde. Dabei wird die Zeit, die zum richtigen Erkennen des gezeigten Buchstabens, also bis zum Druck auf die richtige Taste, benötigt wird, vom Computer gemessen. Die so gemessene Zeit sollte deutlich unter einer Sekunde liegen. Dabei ist jedoch zu bedenken, daß hier auch die Zeit einbezogen ist, die die Entscheidung, welche motorische Reaktion zu erfolgen hat, benötigt, und die Zeit, die bei der Ausführung der Reaktion vergeht. Allein die Reaktionszeit vom Beginn der Darbietung eines Reizes bis zum Tastendruck liegt meist über 200 Millisekunden mit erheblichen individuellen Schwankungen. Die eigentliche Zeit, die zum Erkennen benötigt wird, ist deshalb weitaus kürzer als die in diesem Test gemessene Zeit.

Um festzustellen, ob alle Buchstaben bei einer bestimmten Darbietungszeit dabei richtig erkannt werden, kann man es auch hier wieder als ausreichend betrachten, wenn alle Buchstaben des Alphabets in zufälliger Reihenfolge dreimal gezeigt wurden und jeder Buchstabe richtig erkannt wurde. Bereitete nur das Erkennen bestimmter Buchstaben, wie z. B. *p, q, n, m, b, d*, Schwierigkeiten und will man nur prüfen, ob diese Buchstaben richtig erkannt werden, so kann man auch hier wieder das in Test 1 angegebene Kriterium richtigen Erkennens verwenden: Der Buchstabe muß dreimal richtig erkannt werden, wenn er sich dreimal unter sieben anderen Buchstaben befindet, die in (pseudo-)zufälliger Reihenfolge nacheinander gezeigt werden.

Test 4: Eine andere, etwas schwierigere Art der Prüfung, ob Buchstaben richtig erkannt wurden, ohne daß der ihnen entsprechende Laut geäußert wurde, ist die folgende:

Nachdem der Buchstabe so lange gezeigt wurde, wie er (aufgrund vorhergehender Untersuchungen) anwesend sein muß, um gesehen zu werden (z. B. 200 Millisekunden), erscheint anschließend ein zweiter Buchstabe. Dieser kann insofern mit dem zuerst gezeigten Buchstaben identisch sein, als er den gleichen Buchstaben des Alphabets repräsentiert. Zeichen, die den gleichen Buchstaben des Alphabets repräsentieren, haben in diesem Test jedoch nie die gleiche graphische Gestalt. Hätten sie die, so könnten die nacheinander gezeigten Buchstaben nur als graphische Zeichen betrachtet und ihre graphische Gestalt miteinander verglichen werden. Um aber festzustellen, ob auch erkannt wurde, welchen Buchstaben des Alphabets ein graphisches Gebilde repräsentiert, unabhängig von seiner graphischen Gestalt, wird man z. B. zunächst einen klein geschriebenen Buchstaben und anschließend den gleichen Buchstaben in Großschrift oder in einer anderen Schriftart darbieten. Durch Druck auf eine Taste können die ProbandInnen angeben, ob der zweite Buchstabe derselbe wie der davor gezeigte ist oder ob es sich um einen anderen Buchstaben handelt. Der Computer mißt auch hier die Zeit, die vom Beginn der Darbietung des ersten Buchstabens bis zum Druck auf die richtige Taste vergangen ist. Dann ist es den ProbandInnen nicht mehr möglich, nur festzustellen, ob die graphische Gestalt der zu vergleichenden Buchstaben identisch ist (sie ist nämlich auch dann nicht identisch, wenn es sich um die gleichen Buchstaben handelt, da sie in verschiedener Weise geschrieben sind), sondern die ProbandInnen müssen erkennen, ob die graphischen Zeichen die gleichen Buchstaben des Alphabets repräsentieren.

In diesem Fall wäre es zu aufwendig, jeden klein geschriebenen Buchstaben des Alphabets mehrfach zu zeigen und ihn jeweils mit einem anderen Großbuchstaben des Alphabets, der anschließend gezeigt wird, zu paaren. Man wird diesen Test in der Regel nur für einzelne Problembuchstaben durchführen. Dabei kann man jeden klein geschriebenen Problembuchstaben mindestens sechsmal zeigen und ihn jeweils von einem Großbuchstaben des Alphabets, der anschließend gezeigt wird, unterscheiden lassen. Die (nacheinander gezeigten) Buchstabenpaare sollte in allen sechs Darbietungen sicher unterschieden oder als identisch erkannt werden.

PatientInnen mit einer erworbenen Hirnschädigung (im temporo-okzipitalen Bereich) können z. B. zwar in der Lage sein, verschiedene Formen voneinander zu unterscheiden, und können die Buchstaben, wenn man sie ihnen vorspricht, auch ohne Fehler niederschreiben. Das bedeutet, daß die PatientInnen durchaus wissen, wie Buchstaben geschrieben werden und welche Laute mit ihnen verbunden sind. Betrachten sie verschiedene Schreibweisen desselben Buchstabens, so können sie nicht erkennen, daß es sich um denselben Buchstaben des Alphabets handelt. Durch die Hirnschädigung sind hier vermutlich Bahnen unterbrochen worden, die das visuelle System im Bereich des Okzipitallappens (das den visuellen Eindruck eines Buchstabens herstellt) mit Hirnstrukturen verbinden, die das Wissen darüber repräsentieren, welche graphischen Zeichen welchem Buchstaben entsprechen.

Übung: Treten hier zahlreiche Fehler auf und zeigt sich auch beim Lesen eines Textes, daß Buchstaben nicht sicher genug erkannt werden, um ein einigermaßen fehlerfreies und flüssiges Lesen eines Textes zu ermöglichen, so kann das Erkennen von Buchstaben systematisch geübt werden. Man wiederholt dazu den oben beschriebenen Test 4, wobei jedoch nach der Darbietung eines Buchstabenpaares die betreffenden Buchstaben vom Computer ausgesprochen werden. Im Laufe der Übung verzögert sich das Zeitintervall zwischen der Darbietung eines Buchstabenpaares und dessen Benennen durch den Computer. Auf diese Weise kann der Proband zunächst versuchen, die Buchstaben zu erkennen, und er kann anschließend anhand der Aussprache der Buchstaben durch den Computer feststellen, ob er selbst die Buchstaben richtig erkannt hat.

Übung: Die Übung kann auch in der Variante durchgeführt werden, daß der Proband vor jeder Darbietung informiert wird, daß entweder ein bestimmter Buchstabe, z. B. *m*, oder ein anderer Buchstabe erscheinen wird. Wie im zuvor beschriebenen Test 3 soll der Proband eine Taste drücken, wenn das *m* erscheint, und eine andere Taste, wenn ein anderer Buchstabe erscheint. Glaubt er einen anderen Buchstaben gesehen zu haben, so soll er diesen nennen. Eine Computerstimme gibt anschließend an, ob die Reaktion des Probanden richtig war, d. h., ob der betreffende Buchstabe (in diesem Beispiel der Buchstabe *m*) erschienen ist. Der Proband soll hier üben, Buchstaben zunehmend sicherer und rascher zu erkennen. Für jeden richtig erkannten Buchstaben kann man eine Belohnung in Form eines Punktes vergeben. Die gesammelten Punkte können, wenn es sich bei den Probanden um Kinder handelt, in etwas Begehrenswertes eingetauscht werden.

Es empfiehlt sich, die Übungen ein- bis zweimal täglich für nicht mehr als 10 Minuten durchzuführen, damit die Motivation der Kinder nicht verlorengeht. Nur wenn die Kinder von sich aus weiter üben wollen, sollte die Übung längere Zeit fortgesetzt werden.

2.5 Die Bedeutung der Blickrichtungskontrolle

Bei allen der oben beschriebenen Untersuchungen, in denen Buchstaben kurzzeitig im Zentrum des Gesichtsfeldes dargeboten werden (tachystoskopische Darbietung), ist die Kontrolle der Blickrichtung unverzichtbar. Läßt man die Kinder frei umherschauen, so wird der Blick häufig nicht zu dem Ort gerichtet, an dem der Testbuchstabe erscheint. Ohne den Blick auf den Testbuchstaben zu richten, kann dieser jedoch nicht erkannt werden. Denn im Zentrum der Netzhaut, der Fovea, hat das Auge die größte Sehschärfe. Vom Zentrum der Fovea ausgehend, nimmt die Sehschärfe kontinuierlich ab (Abb. 2).[11] Sinn des Fixierens eines Objekts (d. h. des Richtens des Blicks auf dieses Objekt) ist es, dieses Objekt in der Fovea, dem Zentrum des Gesichtsfeldes, abzubilden. Will also ein Kind einen Buchstaben, auf den es den Blick nicht richtet, genau sehen, so muß es eine rasche Augenbewegung, genauer einen Blicksprung (*Sakkade* genannt), ausführen, durch den der Buchstabe in der Fovea abgebildet wird. Wenn das Kind das Erscheinen des Buchstabens außerhalb

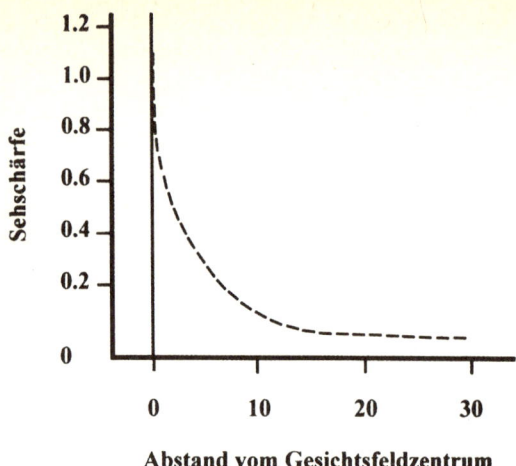

Abb. 2: Sehschärfe in Abhängigkeit vom Abstand vom Zentrum des Gesichtsfeldes (Fovea). Die Abstände sind in Bogengrad angegeben (nach Mandelbaum und Sloan 1947).

der Fovea entdeckt, so dauert es (abgesehen von bereits nach etwa 80 Millisekunden einsetzenden, sogenannten *Expreßsakkaden*, die für das Lesen jedoch offensichtlich keine Bedeutung haben),[12] mindestens 150 Millisekunden, bis die Sakkade beginnt.[13] Muß der Proband erst eine Sakkade zum Buchstaben ausführen, so muß der Buchstabe um die für die Sakkade benötigte Zeit länger dargeboten werden, um erkannt zu werden. Wenn unbekannt ist, ob erst eine Sakkade ausgeführt werden mußte, so ist auch unbekannt, ob die Zeit zum Erkennen des Buchstabens die Zeit zur Ausführung einer Sakkade einschließt. Um derartige Unklarheiten zu vermeiden, muß bereits bei Beginn der Darbietung eines Buchstabens gesichert sein, daß der Ort, an dem der Buchstabe erscheint, fixiert wird und eine Sakkade deshalb überflüssig ist.

2.6 Zusammenfassung

Von mehreren Möglichkeiten, Aspekte des Erkennens von Buchstaben zu messen, haben wir hier vier beschrieben. Sie erlauben uns, folgende grundlegenden Fragen beantworten:

1. Reicht des Vermögen zur Formunterscheidung aus, um auch Buchstaben voneinander zu unterscheiden (*Formunterscheidung*)?

2. Wie lange muß welcher Buchstabe geboten werden, damit die ProbandInnen ihn genau genug sehen um ihn anschließend richtig zu benennen (*sensorisches Intervall*: Test 1)?

3. Wie lange dauert es, bis zu einem für ein ausreichend langes sensorisches Intervall gebotenen Buchstaben der richtige Laut gefunden wird (*Phonemabrufzeit*: Test 2)?

4. Wie lange dauert es, bis ein vom Versuchsleiter genannter Buchstabe erkannt wird, wenn er anschließend kurzzeitig gezeigt wird und wenn statt einer verbalen Reaktion des Probanden ein Tastendruck verlangt ist (*Erkennenszeit*: Test 3)?

5. Wie lange dauert es, bis bei einem Vergleich in unterschiedlicher Weise geschriebener Buchstaben erkannt wird, um welchen Buchstaben des Alphabets es sich handelt, ohne daß der Buchstabe benannt werden muß (*Erkennenszeit*: Test 4)?

3. Störungen des Buchstabenschreibens

Eine eingeschränkte Fähigkeit, Buchstaben zu erkennen, geht häufig mit der Unfähigkeit einher, beim Versuch, ein Wort zu schreiben, die richtigen Buchstaben aus dem Gedächtnis abzurufen. Meist sind die Kinder nicht in der Lage, zu einem gehörten Laut den richtigen Buchstaben niederzuschreiben. So wie auch beim Lesen oft nur bestimmte Buchstaben immer wieder verwechselt werden, so werden diese Buchstaben auch beim Schreiben häufig vertauscht.

Ähnlich wie bei einer verminderten Fähigkeit, Buchstaben zu lesen, kann auch beim Schreiben von Buchstaben nur die Zeit verlängert sein, die benötigt wird, um zu einem gehörten Laut den richtigen Buchstaben zu finden. Dies hindert die Kinder dann am flüssigen Schreiben von Wörtern oder läßt sie während des Schreibens immer wieder stocken, wenn ein Buchstabe geschrieben werden muß, dessen Schriftbild ihnen erst nach einer gewissen Zeit einfällt.

Darüber hinaus existieren unterschiedliche motorische Störungen des Schreibens von Buchstaben. Der Grund kann in einem gestörten Abruf der zum Schreiben eines Buchstabens notwendigen Bewegungsfolgen liegen oder in der motorischen Unfähigkeit, solche Bewegungsfolgen auszuführen.

4. Buchstabierendes Lesen

4.1 Systematisches Buchstabieren

Allein das Sehen der Buchstaben reicht bei weitem noch nicht zum flüssigen Lesen eines Textes aus. Das Lesen eines Textes setzt sich aus mehreren Arbeitsschritten zusammen, die genau aufeinander abgestimmt sein müssen. Die fehlerhafte Ausführung des einen oder anderen Arbeitsschritts kann die Ursache einer ausgeprägten Lesestörung sein. Der Versuch, den einfachen Satz

Ein Hund schwamm durch einen Fluß

zu lesen, läßt manche Kinder bereits am ersten Wort scheitern. Nehmen wir einmal das Beispiel von Franz, eines Jungen, der seine gravierenden Leseschwierigkeiten bis ins dritte Schuljahr mit sich trug – ein sonst ganz normal begabter Junge ohne Augenfehler und ohne eine neurologische Erkrankung. Die Augen auf das erste Wort zu richten war, wie bei den meisten anderen Kindern, kein Problem. Auch die Buchstaben *E, i* und *n* waren längst bekannt. Dennoch zögerte er und tat sich sichtlich schwer, ein so simples Wort wie *Ein* zu lesen. Bat man ihn zu buchstabieren, so erkannte er das *E* und *i*, und auch das *n* konnte er erkennen. Doch sicher war er sich hier nicht. Hätte das *n* nicht vielleicht ein *m* sein können? Die Buchstaben *n* und *m* gehören, wie auch das Paar *p* und *q*, die beiden Buchstaben *b* und *d*, die Druckbuchstaben *a* und *e*, zur Gruppe derer, die lange nach dem Schulbeginn noch gern verwechselt werden. Es lohnt sich also immer nachzuprüfen, wie sicher die Kinder Buchstaben erkennen. Auch wenn sie die meisten Wörter flüssig buchstabieren, sind Unsicherheiten, vor allem bei den genannten Buchstaben, nicht so selten.

Aber es war nicht allein das *n*, dessen er sich nicht ganz sicher war. Im stillen buchstabierte er die Wörter und mußte dann jedes Wort für sich zusammensetzen, bevor er wagte, das Ergebnis seines mühevollen Buchstabierens auszusprechen. Dabei richtete sich sein Blick erst auf das *E*, dann auf das *i*, und schließlich blickte er zum *n*. Ein solches Buchstabieren wollen wir *systematisches Buchstabieren* nennen und vom später darzustellenden *unsystematischen Buchstabieren* unterscheiden. Das systematische Buchstabieren zeichnet sich dadurch aus, daß die Kinder den Blick der Reihe nach auf den ersten, dann den zweiten, anschließend den dritten usw. Buchstaben richten. Manche Kinder, die systematisch buchstabierend lesen, benötigen einfach eine gewisse Zeit, bis sie das jeweils zu lesende Wort aussprechen, andere sagen sich die Buchstaben leise vor. Wie im Fall von Franz können allein ein langes Betrachten von Wörtern und ein deutliches Zögern beim Aussprechen von Wörtern ihren Grund darin haben, daß die betreffenden Wörter systematisch buchstabiert, dann „im Geiste" zusammengesetzt und endlich ausgesprochen werden.

Buchstabieren Kinder sich ein Wort wie z. B. das Wort *Hund* zusammen, so tun sie dies in typischer Weise folgendermaßen: *He..u..Hu..n..de...Hund* anstatt richtig *Hu..n..d* (ohne hörbares *e* [wie das *e* in *Rabe*] nach dem *H* und nach dem *d*) zu buchstabieren. Das erste Ziel der Therapie ist oft, den Kindern beizubringen, die Buchstaben zwar nacheinander zu betrachten, sie jedoch nicht zuerst einzeln auszusprechen und dann zu einem Wort zusammenzusetzen. Statt dessen sollen die Kinder erlernen, die Buchstaben zwar nacheinander anzusehen und sie währenddessen beim Aussprechen zu verbinden. Sprechen sie die Buchstaben als *He* und *de* aus, so besteht keine Möglichkeit mehr, sie, während der Blick von einem Buchstaben zum nächsten wandert, zu einem richtig ausgesprochenen Wort zusammenzuziehen. Die Kinder buchstabieren dann zunächst und setzen das Wort anschließend zusammen. Es bedarf dann immer einer langwierigen Übung, um den Kindern beizubringen, daß die Buchstaben *H* nicht erst einzeln als *He* und *d* nicht *de* auszusprechen sind. Dies gilt in gleicher Weise auch für die Buchstaben *b, c, d, g, h, k, p* und *t*. Sie können allein entweder gar nicht ausgesprochen werden oder der ihnen entsprechende Laut ändert sich je nachdem, in welcher Buchstabenverbindung sie auftreten. Kinder, die sich ein Wort erbuchstabieren müssen und versuchen, beim Buchstabieren die Laute zu einem Wort zu verbinden, tun sich oft schwer, wenn sie gelernt haben, diese Buchstaben als *be, ce, de, ge, he* (oder *ha*), *ke* (oder *ka*), *pe* und *te* auszusprechen. Da ihre Aussprache von den ihnen benachbarten Buchstaben abhängt, sind sie immer gemeinsam mit mindestens einem ihnen benachbarten Buchstaben auszusprechen. So wird *b* nur dann als *be* ausgesprochen, wenn auf das *b* auch tatsächlich ein *e* folgt. Sonst heißt es *ba* (wie in *baum*), *bo* (wie in *boden*), *bi* (wie in *birne*), *bu* (wie in *burg*), *bl* (wie in *blau*), *br* (wie in *braun*). Entsprechendes gilt für die anderen oben genannten Buchstaben.

Aufgrund der genannten Schwierigkeiten, die es Kindern beim buchstabierenden Lesen bereitet, von Buchstabe zu Buchstabe zu blicken und dabei die ihnen entsprechenden Laute zu dem zu lesenden Wort zu verbinden, wird empfohlen, von der verbreiteten Praxis abzurücken, Buchstaben als *be, ce, de* usw. zu lehren. Kinder sollten lernen, diese Buchstaben immer gemeinsam mit einem vorhergehenden oder nachfolgenden Buchstaben zu lesen.

4.2 Unsystematisches Buchstabieren

Registriert man die Augenbewegungen mancher buchstabierend lesender Kinder, so findet man ein geradezu chaotisch anmutendes zwischen den Buchstaben Hin- und Herspringen der Augen. Der Grund für ein solch ungewöhnliches Blickverhalten kann sein, daß die Buchstaben nicht oder nur unsicher erkannt werden und das Kind immer wieder zu bereits gelesenen Buchstaben zurückspringt, um sich zu vergewissern, ob die betreffenden Buchstaben richtig gelesen wurden. Es muß deshalb zunächst geprüft werden, ob die Buchstaben sicher erkannt werden und wieviel Zeit zum Erkennen der Buchstaben benötigt wird. Die entsprechenden Vorgehensweisen wurden oben bereits beschrieben (Kapitel 2).

Auch wenn Buchstaben einzeln sicher erkannt werden, kommt es vor, daß es längere Zeit dauert, bis die Kinder sie zum richtigen Wort zusammensetzen. Häufig werden Buchstaben in ihrer Reihenfolge vertauscht (also wird z. B. *ie* statt *ei* oder *am* statt *ma* gelesen), oder das Wort wird bis zur Unkenntlichkeit entstellt. Oft wird das korrekte Wort durch ein ähnlich klingendes, das heißt eines, das mit dem zu lesenden Wort einige Buchstaben gemeinsam hat, ersetzt: Die Buchstaben werden zwar richtig erkannt, die LeserInnen setzen sie aber nicht zu dem Wort zusammen, das da steht. Statt dessen raten sie, um welches Wort es sich wohl handeln könnte. Zu dieser „Ratestrategie" wird vor allem dann gegriffen, wenn es sich um längere Wörter handelt, also solche, die aus vier oder mehr Buchstaben bestehen.

Wenn flüssiges Lesen auch kein buchstabierendes Lesen ist und wenn das Ziel des Lesenlernens auch nicht primär das Erlernen des buchstabierenden Lesens ist, so muß das buchstabierende Lesen dennoch beherrscht werden. Obwohl das flüssige Lesen auf der später beschriebenen Methode des gleichzeitigen Erfassens von Wortsegmenten oder ganzen Wörtern beruht, ist buchstabierendes Lesen dennoch entscheidend für das Lesen unbekannter und schwer auszusprechender Wörter.

Als Vorübung für das buchstabierende Lesen empfiehlt es sich, zunächst zu üben, welche Laute zu welchen Buchstaben gehören. Buchstaben, deren Laut von dem vorhergehenden oder folgenden Buchstaben abhängt, sollten immer gemeinsam mit den ihnen vorausgehenden oder ihnen folgenden Buchstaben zu lesen geübt werden, also *ba, be, bi, bl, br, ab, ob* usw. Dabei kann man schrittweise die Zahl der miteinander zu lesenden Buchstaben bis zum Niveau von Silben und kleinen Wörtern erhöhen. Das bedeutet, daß das Lesen von Buchstaben in das Üben des ganzheitlichen Erkennens von Wortsegmenten übergehen sollte, was im folgenden Kapitel beschrieben wird. Dies bedeutet keinesfalls eine Vernachlässigung des buchstabierenden Lesens zugunsten eines ganzheitlichen Lesens. Die Übung folgt vielmehr der normalen Entwicklung vom buchstabierenden zum segmentierten Lesen, wobei das buchstabierende Lesen gleichzeitig geübt wird. Beim Üben des buchstabierenden Lesens sollte vor allem auf das richtige Verbinden der einzelnen Laute zu dem Wort geachtet werden.

5. Das ganzheitliche Erkennen von Buchstabenverbindungen

5.1 Das gleichzeitige Erkennen mehrerer Buchstaben eines Wortes

Das buchstabierende Lesen und die nacheinander gelesenen Buchstaben zu der Lautfolge eines Wortes zusammenzusetzen sind eine bei weitem zu langwierige Lesestrategie. Handelt es sich um kürzere Wörter wie z. B. „Haus, Hund, Hof, Regen, Leben", so kann ein geübter Leser solche Wörter als Ganzes erkennen. Die Möglichkeit des ganzheitlichen Erkennens von Wörtern wurde als ein Weg der Informationsverarbeitung beim Lesen angesehen und dem indirekten Weg der Informationsverarbeitung gegenübergestellt, der eine Zuordnung von Lauten zu den Buchstaben erfordert. Es wäre jedoch denkbar, daß bei dem, was wir als „ganzheitliches Erkennen" bezeichneten, die Buchstaben eines Wortes in so rascher Folge nacheinander gelesen werden, daß es uns selbst erscheint, als würden die Buchstaben gleichzeitig wahrgenommen. Tatsächlich war es auch eine der grundlegenden Fragen der Leseforschung, ob die Buchstaben von Wortsegmenten und Wörtern gleichzeitig oder nacheinander verarbeitet werden. Gegen die Annahme, die Buchstaben würden in rascher Folge nacheinander wahrgenommen, sprechen jedoch zahlreiche Befunde. So läßt sich z. B. zeigen, daß Wörter und Pseudowörter deutlich besser wahrgenommen werden als sinnlose Buchstabenfolgen.[14] Würde Buchstabe für Buchstabe rasch hintereinander gelesen, so wäre nicht einzusehen, warum Buchstaben in Wörtern und Pseudowörtern besser gelesen werden als sinnlose Buchstabenfolgen. Die Ergebnisse lassen eher annehmen, daß die bessere Wahrnehmung von Wörtern und Pseudowörtern darauf beruht, daß in ihnen vorkommende, uns geläufige Buchstabenverbindungen als Ganzes gesehen und besser erkannt werden als aus ungewohnten Buchstabenverbindungen bestehende, uns fremde Wortbilder.

Davon, daß beim flüssigen Lesen nicht Buchstabe für Buchstabe gelesen wird, kann man sich auch durch sehr kurzzeitige Darbietung von Wörtern, die aus wenigen (z. B. nicht mehr als fünf Buchstaben) bestehen, leicht überzeugen. Zunächst stellt man fest, wie lange diese Wörter angeboten werden müssen, um gerade noch richtig gelesen zu werden. Bietet man diese Wörter anschließend für ein noch kürzeres Zeitintervall, so kann das ganze Wort nicht mehr erkannt werden. Würde Buchstabe für Buchstabe gelesen, so wäre zu erwarten, daß die ersten Buchstaben eines jeden Wortes richtig gelesen und die übrigen Buchstaben nicht mehr erkannt würden. Die Zeit hätte dann eben nur noch für das Erkennen der ersten Buchstaben ausgereicht. Dies ist jedoch nicht der Fall. Zielt der Blick genau in die Mitte eines jeden Wortes, so bleiben sowohl links als auch rechts vom Mittelpunkt des Wortes Buchstaben unerkannt. Wir beginnen also nicht jeweils am Anfang eines Wortes Buchstabe für Buchstabe zu lesen.

Wie wir wissen, arbeitet unser Sehsystem auch in der Weise, daß wir große Teile unserer Umwelt, die in einem Augenblick auf der Netzhaut der Augen abgebildet werden, auf einmal sehen. Unser Seheindruck wird nicht aus zahlreichen winzigen, an verschiedenen Netzhautorten nacheinander gesehenen Einzelbildern zusammengesetzt. Entsprechend sehen wir auch ein Wort, auf das die Augen gerichtet sind, nicht Buchstabe für Buchstabe, sondern wir sehen es als Ganzes. Obwohl wir das ganze Bild eines Wortes sehen können, wäre es dennoch möglich, daß wir die Aufmerksamkeit nur auf einen Buchstaben richten und daß beim Lesen unsere Aufmerksamkeit von Buchstabe zu Buchstabe wandert. Es ließ sich jedoch zeigen,[15] daß sich auch die Aufmerksamkeit beim Lesen nicht Buchstabe für Buchstabe fortpflanzt. Die Aufmerksamkeit wird vielmehr gleichzeitig auf mehrere Buchstaben, sogar auf ganze Wörter gerichtet.

Dieser Fähigkeit, mehrere Buchstaben gleichzeitig zu erkennen, sind jedoch Grenzen gesetzt. Richten wir den Blick auf einen Buchstaben, so wird dieser in der Fovea, der Stelle der Netzhaut, an der die höchste Sehschärfe besteht, abgebildet. Die Fovea umfaßt jedoch nur ein sehr kleines Areal. In einem Augenabstand von 40 cm fällt ein Bereich von nur etwa eineinhalb cm in den Bereich der Fovea. Doch auch in einem Gebiet, das die Fovea umgibt, besteht zwar eine geringere Sehschärfe als in der Fovea selbst, so daß, je nach Größe und Kontrast der Buchstaben, auch hier noch Buchstaben erkannt werden können.[16] Doch die Sehschärfe nimmt mit zunehmender Entfernung vom Zentrum der Fovea ab.[17] Geiger et al.[18] stellten zwar die Behauptung auf, leseschwache Patienten hätten eine höhere Fähigkeit als normale Leser, Buchstaben außerhalb der Fovea zu erkennen. Diese Annahme konnte jedoch widerlegt werden.[19]

Während kleine Wörter als Ganzes gesehen und erkannt werden können, werden lange Wörter in Segmente eingeteilt. Diese Segmente können z. B. in Silben, Wortstämmen oder auch größeren Buchstabenverbindungen bestehen. Dabei wird jedes Segment als Ganzes erkannt, und die Segmente werden zu einem vollständigen Wort zusammengesetzt. Dies gilt z. B. für Wörter wie „Sommerabend, Regenwetter, Straßenreinigung oder Hausbesetzerszene". Bereits beim letzten Drittel des Wortes „Hausbesetzerszene" werden auch normale Leser sich nicht allein auf die Segmentation Haus-besetzerszene" verlassen können, sondern werden möglicherweise den Mittelteil des Segments „besetzerszene" in kleinere Segmente einteilen müssen. Dies kann vor allem dann zutreffen, wenn dieses Wort nicht erwartet wird und der Leser genau hinsehen muß, um sich zu überzeugen, ob das nicht erwartete Wort wirklich dasteht.

5.2 Die Bedeutung des Kontextes

Beim Lesen eines Textes bewegen wir uns innerhalb eines Kontextes, in dem eine bestimmte Menge von Wörtern auftreten kann. Innerhalb eines Satzes läßt sich erwarten, daß er in einer bestimmten Weise fortgesetzt wird und daß daher eine bestimmte Menge von Wörtern als Fortsetzung eines begonnenen Satzes in Frage kommt.[20] Handelt ein Text z. B. von den Gefahren des Briefträgerlebens, so wird man in dem Satz „Der Dackel biß den xxxxxxxxxxx" an der Stelle xxxxxxxxxxx das Wort „Briefträger" und nicht „Schornsteinfeger" erwarten. Die in Frage kommenden Wörter werden weiterhin durch die Länge und einige markante Buchstaben des gesehenen Wortes eingegrenzt. Schon die Länge des Wortes, wenn es auch noch unscharf gesehen wurde, schließt z. B. aus, daß das Wort „Hahn" heißen kann. Eine solche Vorauswahl der möglichen Wörter, die in dem angeführten Satzbeispiel auf den Satzteil „Der Hund biß den ..." folgen können, erleichtert das Erkennen des anschließend folgenden Wortes „Briefträger" außerordentlich.

Ein schlechter Leser, der sich ganz darauf konzentrieren muß, die Wörter eines Textes mit der richtigen Lautfolge zu verbinden, kann allein mit dieser Aufgabe so sehr beschäftigt sein, daß er nicht mehr auf den Inhalt des Textes achten kann. Entgeht ihm der Inhalt des gelesenen Textes weitgehend, so weiß er auch nicht, welche Wörter er beim Lesen als nächste erwarten soll. Dadurch wird ein weiteres

Hindernis für das flüssige Lesen des Textes aufgebaut. Wird das Wort „Briefträger" beim Lesen des angeführten Beispielsatzes nicht richtig erkannt (z. B. weil der Leser seine Augen zu kurz auf das zu lesende Wort gerichtet hat), so kann jemand, der den Inhalt des Textes erfaßt hat, dennoch das Wort aus dem Kontext richtig erschließen. Wer jedoch den Inhalt des Textes nicht erfaßt hat, wird möglicherweise ein Wort lesen, das überhaupt nicht in den Kontext paßt. Allein das unzureichende Erkennen der graphischen Gestalt der Buchstaben und der große „Erwartungshorizont" möglicher Wörter, der sich durch mangelndes Verständnis des Inhalts eines Textes ausbilden kann, sind eine mögliche Ursache für die Vertauschung ähnlich klingender Wörter. Es hat hier manchmal den Anschein, als würde zu einem gesehenen Wort die falsche Lautfolge aus dem Gedächtnis abgerufen. Was als ein Problem des richtigen Abrufs aus dem Gedächtnis erscheint, entpuppt sich oftmals als die Folge ganz anderer Unzulänglichkeiten, wie eben eines zu kurzen Hinsehens (Fixation) und eines mangelnden Verstehens des Inhalts des gelesenen Textes.

6. Störungen des simultanen Sehens

6.1 Blinde Bereiche im Gesichtsfeld

Eine Einschränkung, die das simultane Sehen mehrerer Buchstaben begrenzt, ist die sogenannte *Halbseitenblindheit* oder *homonyme Hemianopsie*. Man findet sie häufig bei hirnverletzten Kindern wie auch bei erwachsenen hirngeschädigten Patienten. Die Halbseitenblindheit entsteht durch die Schädigung von Hirnteilen, die zum Sehsystem gehören, und zeichnet sich dadurch aus, daß jeweils die rechte oder linke Hälfte des Gesichtsfeldes beider Augen erblindet ist. Aus anatomischen Gründen, die im 14. Kapitel beschrieben werden, ist es die gleiche Gesichtsfeldhälfte eines jeden Auges, die ihre Sehfähigkeit verloren hat. Blickt ein Patient mit einer rechtsseitigen homonymen Hemianopsie z. B. mit dem rechten Auge zu einem Punkt, so ist all das nicht mehr sichtbar, was sich rechts von einer gedachten senkrechten Linie befindet, die durch den anfixierten Punkt verläuft. Schließt der Patient nun das rechte Auge und blickt mit dem linken Auge zu dem gleichen Punkt, so ist auch für das linke Auge nicht zu sehen, was sich rechts von einer gedachten senkrechten Linie durch den anfixierten Punkt befindet. Vor allem wenn die rechte Hälfte des Gesichtsfeldes beider Augen erblindet ist und der blinde Bereich nahe an das Zentrum des Gesichtsfeldes reicht (Abb. 3), kommt es zu einer ausgeprägten Lesestörung, die als *hemianopische Lesestörung* bezeichnet wird. Diese Lesestörung bedarf einer besonderen Therapie. Da es sich dabei in erster Linie um eine Lenkung der Augenbewegungen beim Lesen handelt, wird diese Therapie an späterer Stelle bei der Therapie der Augenbewegungen besprochen (vgl. Abschnitt 9.10).

Meist ist jedoch ein kleiner Bereich von wenigen Bogengrad um das Zentrum des Gesichtsfeldes herum erhalten. Das bedeutet, daß der Patient, wenn er versucht, ein Wort, z. B. *Sonntag*, zu lesen, und dabei das *S* fixiert, noch einige Buchstaben rechts vom anfixierten Buchstaben (dem *S*) sehen kann. Für die Lesefähigkeit eines hemianopischen Patienten ist es daher von großer Bedeutung, ob noch Bereiche im Zentrum des Gesichtsfeldes erhalten sind und wie groß ihre Ausdehnung ist. Bei hinreichend großer Aussparung dieses zentralen Bereiches (von mehr als 3 Bogengrad) kann die Fähigkeit des Patienten, ganze Wörter gleichzeitig zu sehen, ungeschmälert

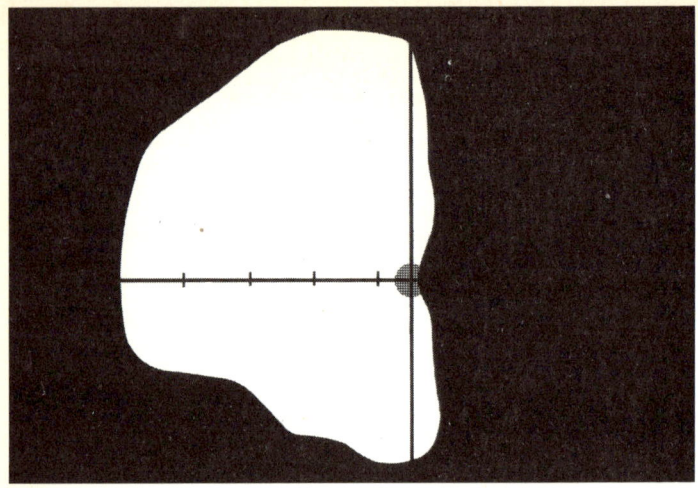

Abb. 3: Gesichtsfeld beider Augen eines Mädchens mit einer Halbseiten-blindheit (homonyme Hemianopsie). Der Punkt, an dem die horizontale und die vertikale Linie sich kreuzen, entspricht der Fovea im Mittelpunkt des Gesichtsfeldes. Der schwarz eingezeichnete Bereich ist an beiden Augen aufgrund einer Hirnschädigung erblindet. Der helle Bereich entspricht dem sehenden Gesichtsfeld beider Augen.

sein, obwohl über den zentralen Bereich hinaus die gesamte Ge-sichtsfeldhälfte erblindet ist. Vor allem wenn nur die linke Hälfte des Gesichtsfeldes beider Augen von der Blindheit betroffen ist, kann bei einer hinreichend großen Aussparung des zentralen Be-reichs das Lesen geradezu ungestört sein.

6.2 Einseitig verminderte visuelle Aufmerksamkeit

Eine ganz andere Art der Lesestörung, die bei oberflächlicher Dia-gnostik jedoch leicht mit der *hemianopischen Lesestörung* verwech-selt werden kann, ist die *Neglect-Lesestörung* oder *Neglect-Dyslexie*.[21] Auch sie wird ausnahmslos durch eine erworbene Hirnschädigung hervorgerufen. In der akuten Phase, die mit der Hirnschädigung ein-setzt und meist nach einigen Monaten abgeklungen ist, kommt es zu einem ganz typischen Übersehen einer Texthälfte. In Abb. 4 ist der übersehene Teil des Textes dunkel unterlegt.

wenn ein Fachmann vom Range Dr. John M. Hunts, Leiter der Abteilung Chemie der Woods Hole Oceanographic Institution in den USA, auf dem Tokioer Kongreß eine Feststellung wie diese macht:

„Die Ölverschmutzung ist nicht aus der Welt geschafft, wenn die letzten Ölspuren von den Stränden entfernt und die letzten toten Vögel und Fische weggeräumt worden sind. Das Öl kann in die marine Nahrungskette gelangen und in den Nahrungsmitteln des Menschen aus dem Meer enden. Zudem liegen uns Beweise dafür vor, daß das Öl in die Sedimente auf dem Meeresboden eindringen kann und sich darin noch hält, wenn alle sichtbaren Ölspuren an der Oberfläche längst verschwunden sind. In dieser Form kann Öl allen Grundorganismen ausgedehnten und dauernden Schäden zufügen.

Nach Schätzung von Dr. Hunt gelangen heute jährlich zwischen fünf und zehn Millionen Tonnen Öl ins Meer; ungefähr die gleiche Menge ging während des gesamten Zweiten Weltkriegs durch Tanker verloren, die auf offener See sanken.

Abb. 4: Neglect-Dyslexie eines Patienten mit einem linksseitigen Neglect nach Schädigung der rechten Hirnhemisphäre. Obwohl der Patient am Anfang der ersten Zeile zu lesen begann, wurde der schattiert dargestellte Teil des Textes nicht bemerkt und auch nicht gelesen.

Dieser Textteil wurde völlig ignoriert, als existiere er nicht. Nur der nicht unterlegte Teil des Textes wurde flüssig und fehlerfrei gelesen. Auch die Tatsache, daß der gelesene Text dadurch unzusammenhängend wurde, veranlaßte den Patienten keineswegs, den ignorierten Text zu suchen. Statt dessen wunderten die PatientInnen sich regelmäßig über den seltsamen Text, den der Untersuchende ihnen vorgelegt habe. Für diese PatientInnen existiert die linke Hälfte des Textes ganz einfach nicht. Während ein normaler Leser, wenn er in die Mitte des Textes blickt, durchaus sieht, daß sich links von dem Ort, zu dem er gerade seine Augen richtet, ebenfalls ein Text befindet, wird die Existenz dieses Textes links vom anfixierten Ort nicht registriert. Dies ist auch dann der Fall, wenn die linke Hälfte des Gesichtsfeldes nicht erblindet ist. Es ist also die Fähigkeit verlorengegangen, während der Blick z. B. zur Mitte des Blattes gerichtet ist, nicht nur rechts, sondern gleichzeitig auch links vom anfixierten Punkt die Existenz des Textes zu erkennen. Und weil auf der linken Hälfte des Blattes, von dem der Patient liest, für diesen Patienten kein Text existiert, macht es für ihn keinen Sinn, in diese Hälfte des Blattes zu blicken, um dort einen Text zu lesen.

Eine so eklatante Vernachlässigung einer Blatthälfte tritt nie isoliert auf. Sie wird immer gemeinsam mit anderen Zeichen der Vernachlässigung einer Raumhälfte beobachtet. In ausgeprägten Fällen wird der Blick nie in eine Raumhälfte – in der Regel ist es die Raum-hälfte links von der Körpermitte – gerichtet. Sollen die Patenten ihr Zimmer beschreiben, so beschreiben sie nur eine Hälfte, sie essen nur von einer Hälfte des Tellers und lassen Speisen auf der anderen Hälfte unangetastet, finden Arm und Bein einer Körperhälfte nicht und vieles mehr.[119]

Wenn diese ausgeprägte Symptomatik wieder verschwunden ist, bleiben dennoch häufig Restsymptome übrig, die sich auf das Lesen auswirken können. Häufig werden sie als Folge einer Augenbewe-gungsstörung oder Halbseitenblindheit mißgedeutet. Die Patienten übersehen dann zwar nicht mehr eine Hälfte eines Textes, wie in der akuten Phase. Dennoch übersehen sie häufig Wörter am – meist lin-ken – Rand des Textes und übersehen häufig Wortanfänge. Diese Neglect-Lesestörung bedarf vor allem einer besonderen Augenbe-wegungstherapie, die in Abschnitt 9.12 beschrieben wird.

Um keine Verwirrung auszulösen, sei noch einmal daran erin-nert, daß, wie oben dargestellt, das Übersehen von Wortanfängen auch bei ganz andersartigen Lesestörungen harmloser Ursache außerordentlich häufig ist und keinesfalls die Diagnose einer Neglect-Dyslexie rechtfertigt.

Die Neglect-Dyslexie hat ihre Entsprechung in der Neglect-Dys-graphie. So wie im ersteren Fall der Text auf einer Seite eines Blattes nicht gelesen wird, so schreiben die Patienten auch nicht auf einer Hälfte des Blattes. Gelegentlich werden auch Wortanfänge nicht oder nur unvollständig niedergeschrieben, vor allem wenn von einer Vorlage abgeschrieben werden soll.

6.3 Verkleinerung des Aufmerksamkeitsfeldes

Es gibt auch Gründe, trotz normaler Sehleistungen nur zwei oder drei Buchstaben gleichzeitig hinreichend genau sehen zu können. Einer der Gründe kann in einer Verengung des *Aufmerksamkeits-feldes* bestehen. Um was es sich dabei handelt, läßt sich an einem einfachen Beispiel illustrieren: Stellen Sie sich vor, Sie stehen mit dem Auto an einer Kreuzung und richten den Blick auf die Ampel. Sie sehen, wie die Ampel auf Grün umschaltet, können aber gleich-zeitig in der Peripherie Ihres Gesichtsfeldes erkennen, ob ein Fußgänger sich anschickt, noch rasch die Straße zu überqueren. Ob-wohl Sie die Augen auf die Ampel gerichtet haben, können Sie dennoch sehen, was in der Peripherie Ihres Gesichtsfeldes vor sich geht. Sie richten Ihre Aufmerksamkeit nicht nur auf die Ampel, sondern gleichzeitig in das übrige Gesichtsfeld. Der Bereich des Gesichtsfeldes, in den Sie gleichzeitig ihre Aufmerksamkeit richten, ist das *Aufmerksamkeitsfeld*. Spiegeln die Lampen der Ampel sich hingegen in der Sonne, so daß Sie alle Ihre Aufmerksamkeit auf die Ampel richten müssen, um zu erkennen, ob das rote oder das grüne Licht aufleuchtet, so werden Sie leicht einen die Straße überquerenden Fußgänger oder ein kreuzendes Fahrzeug übersehen. Ihre ganze Aufmerksamkeit gilt der Ampel, und Sie übersehen, was in der Peripherie des Gesichtsfeldes geschieht. Ihr Aufmerksamkeitsfeld ist auf den Bereich des Gesichtsfeldes eingeschränkt, in dem Sie die Ampel sehen.

Die Existenz eines solchen Aufmerksamkeitsfeldes wurde auch durch Experimente nachgewiesen. Mußten Versuchspersonen ihren Blick auf die Mitte einer Fläche richten und dort eine leichte Aufgabe ausführen, wie z. B. nur darauf achten, ob dort ein Lichtpunkt erscheint, so konnten die Versuchspersonen gleichzeitig im übrigen Gesichtsfeld auftauchende Lichtpunkte entdecken. Hatten sie jedoch eine schwierigere Aufgabe im Zentrum des Gesichtsfeldes zu lösen, wie z. B. Lichtpunkte zu zählen oder gar komplexe Figuren wiederzuerkennen, so verkleinerte sich der Bereich des Gesichtsfeldes, in dem sie gleichzeitig andere Reize entdecken konnten.[22]

Erfordert eine Situation, daß wir gleichzeitig auf mehrere Reize achten, so ist dies weit schwieriger, als nur jeden dieser Reize allein wahrzunehmen. Richten wir unsere Aufmerksamkeit auf einen Reiz, so haben wir Mühe, gleichzeitig auf einen anderen Reiz zu achten. Patienten, die eine Hirnschädigung (z. B. durch einen Unfall, einen Hirninfarkt oder einen vorübergehenden Sauerstoffmangel) erlitten haben, fällt es oft besonders schwer, ihre Aufmerksamkeit gleichzeitig in einen großen Bereich des Gesichtsfeldes zu richten. Allein die Anforderung, die Augen für eine bestimmte Zeit auf einen Punkt gerichtet zu halten, kostet manche Patienten so viel Aufmerksamkeit, daß sie gleichzeitig an anderer Stelle im Gesichtsfeld gebotene Punkte oftmals nicht entdecken.

Abbildung 5 zeigt das Ergebnis der Untersuchung eines 22jährigen Patienten mit einem verkleinerten Aufmerksamkeitsfeld. Er sollte genau in die Mitte eines Monitors blicken und einen Knopf drücken, wann immer ein Lichtpunkt irgendwo auf dem Monitor

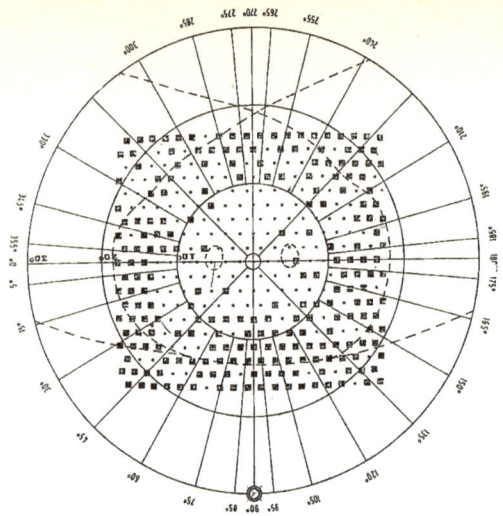

Abb. 5: Einschränkung des visuellen Aufmerksamkeitsfeldes bei einem 22jährigen Patienten. Der Patient sollte in der Mitte eines Monitors eine Markierung fixieren und einen Knopf drücken, wann immer ein Lichtpunkt irgendwo auf dem Monitor auftauchte. Die Bedingungen waren identisch mit den in Abb. 1 beschriebenen. Erschienen Lichtpunkte in einem zeitlichen Abstand von etwa einer Sekunde für 200 Millisekunden immer am gleichen Ort in der Mitte des Gesichtsfeldes, so entdeckte er mühelos alle Punkte. Jedoch übersah er zahlreiche Punkte, wenn sie ebenfalls für 200 Millisekunden

auftauchte. Erschienen Lichtpunkte für 200 Millisekunden in einem zeitlichen Abstand von etwa einer Sekunde immer am gleichen Ort in der Mitte des Gesichtsfeldes, so entdeckte er mühelos alle Punkte. Er übersah jedoch zahlreiche Punkte, wenn sie unter gleichen zeitlichen Bedingungen an verschiedenen nicht vorhersehbaren Orten des Gesichtsfeldes gezeigt wurden, da er nicht in der Lage war, seine Aufmerksamkeit in genügender Weise in das gesamte Gesichtsfeld zu verteilen. Zeigte man die Lichtpunkte jedoch für 600 Millisekunden in gleichen zeitlichen Abständen voneinander, so hatte er mehr Zeit, seine Aufmerksamkeit (bei kontrollierter Blickrichtung geradeaus) jeweils auf verschiedene Orte des Gesichtsfeldes zu richten, um zu prüfen, ob sich dort ein Lichtpunkt befindet. Nun entdeckte er fast alle Reize.

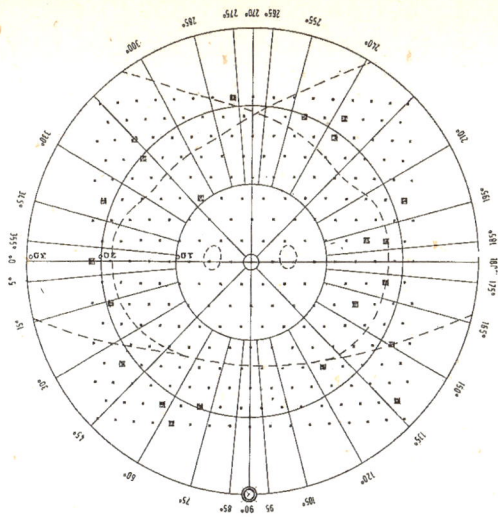

in gleichen zeitlichen Abständen an verschiedenen nicht vorhersehbaren Or-
ten des Gesichtsfeldes gezeigt wurden, da er nicht in der Lage war, seine Auf-
merksamkeit in genügender Weise in das gesamte Gesichtsfeld zu verteilen
(linke Abbildung). Zeigte man die Lichtpunkte jedoch für 600 Millisekunden
im gleichen zeitlichen Abstand voneinander, so hatte er mehr Zeit, seine Auf-
merksamkeit (bei kontrollierter Blickrichtung geradeaus) jeweils auf ver-
schiedene Orte des Gesichtsfeldes zu richten, um zu prüfen, ob sich dort ein
Lichtpunkt befindet. Nun entdeckte er fast alle Reize (rechte Abbildung).

Schwache visuelle Aufmerksamkeitsleistungen findet man zwar besonders ausgeprägt bei hirngeschädigten Patienten, doch sind die
visuellen Aufmerksamkeitsleistungen auch bei gesunden Menschen
recht unterschiedlich. So wie manche Menschen besondere musi-
sche, sprachliche oder mathematische Fähigkeiten „in die Wiege ge-
legt" bekamen, so haben sich bei anderen Menschen bestimmte Leistungen schwächer ausgebildet, während sie in anderen Bereichen
über normale oder gar herausragende Leistungen verfügen. Dies
gilt auch für die Fähigkeit, sich gleichzeitig auf mehrere Reize in unserem Gesichtsfeld zu konzentrieren.

Eine schwach entwickelte Fähigkeit, die Aufmerksamkeit gleichzeitig auf mehrere Reize, wie Buchstaben, zu richten, kann auch
Auswirkungen auf die Leseleistung haben. Ein guter Leser kann

sein Aufmerksamkeitsfeld ausdehnen. Er kann so einige Buchstaben links und bis zu acht Buchstaben rechts vom Fixationspunkt erkennen.[23] Das Aufmerksamkeitsfeld kann jedoch noch darüber hinaus bis zu einem Abstand von 14 Buchstaben rechts vom Fixationspunkt ausgedehnt werden. In diesem Abstand können allerdings keine Buchstaben mehr erkannt werden, sondern es können nur noch grobe visuelle Informationen, z. B. über die Wortlänge, entnommen werden. Beim Lesen von links nach rechts wird das Aufmerksamkeitsfeld hingegen nur bis zu etwa vier Buchstaben nach links vom Fixationspunkt ausgedehnt.[24] Das Aufmerksamkeitsfeld beim Lesen hat also eine asymmetrische Gestalt und ist weiter nach rechts als nach links ausgedehnt. Wird dagegen von rechts nach links gelesen, so dehnt das Aufmerksamkeitsfeld sich weiter nach links als nach rechts aus.[25] Ganz anders ergeht es jemandem, der zwei oder drei Buchstaben in der Mitte des Wortes nur mit Mühe erkennen kann und seine ganze Aufmerksamkeit auf diese richten muß. Ihm will es nicht gelingen, seine Aufmerksamkeit gleichzeitig auch noch auf die anderen Buchstaben des Wortes auszudehnen. Seine Aufmerksamkeit konzentriert sich ausschließlich auf den Bereich des Gesichtsfeldes, in dem die zwei oder drei Buchstaben der Wortmitte sich befinden. Hier wird seine ganze Aufmerksamkeit „absorbiert". Es konnte gezeigt werden, daß das Aufmerksamkeitsfeld beim Lesen erheblich schrumpft, wenn die zu lesenden Texte einen hohen Schwierigkeitsgrad für die LeserInnen darstellen.[26] Ebenso schrumpft das Aufmerksamkeitsfeld eines Lesers, dem schon das Lesen von zwei oder drei Buchstaben aus unterschiedlichen Gründen große Anstrengung abverlangt.

6.4 Wie lange müssen Buchstabenverbindungen betrachtet werden?

Wie lange eine bestimmte Anzahl Buchstaben gezeigt werden muß, damit diese Buchstaben gleichzeitig gesehen werden, läßt sich wieder tachystoskopisch testen. Wir verwenden dazu das angegebene Diagnoseprogramm.[3]

Test 5: Die Vorgehensweise ist wie in dem bereits in Abschnitt 2.2 beschriebenen Verfahren (Test 1). Zunächst wird ein Lichtpunkt auf einem Monitor gezeigt. Das Kind wird gebeten, genau auf diesen

Punkt zu blicken und die Buchstaben zu lesen, die bald an dieser Stelle erscheinen werden. Auch hier ist eine Kontrolle der Fixation unerläßlich. Richtet das Kind den Blick auf den Lichtpunkt, so läßt ein Tastendruck des Therapeuten diesen Punkt verschwinden, und es wird an der gleichen Stelle des Monitors eine Buchstabenfolge (z. B. eine Silbe oder ein Wort) gezeigt. Welche Buchstabenfolge gezeigt wird und wie lange die Buchstabenfolge geboten wird, ist vom Therapeuten vorher wählbar. Die Darbietungszeit sollte zu Beginn der Untersuchung nicht wesentlich über 200 Millisekunden liegen, um zu vermeiden, daß eine Augenbewegung ausgeführt werden kann und daß das Kind versucht, einen Buchstaben nach dem anderen anzusehen und sich das Gesehene zu erbuchstabieren. Sinn der Untersuchung ist es gerade, festzustellen, wie viele Buchstaben innerhalb einer einzigen Fixationsphase gleichzeitig gesehen werden können, ohne daß eine Augenbewegung auftritt. Nur wenn für ein solches Zeitintervall gebotene Buchstabenverbindungen nicht erkannt werden, sollte die Darbietungszeit verlängert werden. Die Kinder sollen verbal angeben, welches Wort oder welche Silbe sie sehen konnten. Hierbei muß natürlich ausgeschlossen werden, daß eine vermeintliche Unfähigkeit, mehrere Buchstaben gleichzeitig zu sehen, nicht auf einem möglicherweise bestehenden Sprachproblem des Kindes beruht, die richtig gesehenen Buchstaben zu benennen. Es sollte deshalb Klarheit darüber bestehen, ob das Kind die zu Buchstaben und Silben gehörenden Laute überhaupt sprachlich ausdrücken kann.

Nun stellt sich wieder die Frage, wie lange die Darbietungszeit sein darf, damit ein Proband Buchstabenfolgen wie Silben und Wörter hinreichend genau sehen kann. Wenn ein langsam lesender Proband etwa 60 Wörter, das sind etwa 120 Silben pro Minute, liest, benötigt er pro Silbe eine halbe Sekunde. Selbst wenn er jede Silbe 100 Millisekunden länger als ein guter Leser ansehen muß, liest er nur 20 Silben oder 10 Wörter pro Minute weniger. Dann liest der Proband etwas langsamer, was aber kein ernstes Hindernis für das Lesen bedeutet. Wirklich ins Gewicht fallen erst sensorische Intervalle, die um mehrere hundert Millisekunden verlängert sind. Dann reduziert sich die mögliche Lesegeschwindigkeit deutlich. Wer 120 Wörter pro Minute liest (dies entspricht einem ruhigen lauten Lesen), kann dann nur noch mit einer Geschwindigkeit von 80 oder 60 Wörtern pro Minute lesen. Welche sensorischen Intervalle man akzeptiert, hängt davon ab, wie schnell der Proband lesen können soll. Dabei besteht keine Notwendigkeit, eine Norm zu erfüllen. Die angestrebte Lesegeschwindigkeit soll vielmehr den Bedürfnissen angepaßt sein, denen der jeweilige Proband in seinem Alltagsleben genügen muß.

6.5 Wie man das Aufmerksamkeitsfeld vergrößert

Nehmen wir an, wir hätten mittels dieser Untersuchung festgestellt, daß die Buchstaben einem Kind deutlich länger als einem gleichaltrigen normalen Leser angeboten werden müssen, damit sie gleichzeitig gesehen und erkannt werden können, und daß das Kind nicht mehr als drei Buchstaben gleichzeitig erkennen kann. Dann stellt sich die Frage, wie eine solche Leistungsschwäche durch eine gezielte Therapie zu verbessern ist. Es wäre zweifellos der falsche Weg, mit dem Kind einfach lesen zu üben. Eine solche Übung würde nicht gezielt das Problem beheben, daß zu wenige Buchstaben gleichzeitig gesehen und erkannt werden und daß dieser Prozeß so viel Zeit beansprucht, daß das Lesen nicht recht von der Stelle kommt. Wir müssen statt dessen ganz gezielt versuchen, die Fähigkeit zu verbessern, mehrere Buchstaben gleichzeitig zu sehen und zu erkennen. Müssen die Buchstabenfolgen darüber hinaus auch viel zu lange gezeigt werden, bis sie gesehen und erkannt werden, so ist auch diese Zeit durch eine gezielte Übung zu verkürzen. Dies ist mit dem gleichen Programm möglich, mit dem Test 5 durchgeführt wurde.

Übung: Man bietet Einheiten, die aus drei Buchstaben bestehen, so lange, daß sie nur genau gesehen und erkannt werden, wenn der Proband alle „Energie" aufbietet und sich ganz darauf konzentriert, die gezeigten Buchstaben gleichzeitig genau genug zu sehen und zu erkennen. Das heißt, wir üben das simultane Sehen und Erkennen mehrerer Buchstaben durch Ausweitung des Aufmerksamkeitsfeldes im Bereich der Leistungsgrenze des Probanden. Wir versuchen diese Leistungsgrenze langsam anzuheben, indem wir die Aufgabe zunehmend schwieriger gestalten. Wenn z. B. drei Buchstaben sicher erkannt werden, werden wir vier Buchstaben gleichzeitig, dafür aber etwas länger bieten. Dabei werden wir die Darbietungszeit zunächst so weit verlängern, daß die vier Buchstaben bei entsprechender Anstrengung gerade noch erkannt werden. Hat diese Erkennensleistung sich verbessert, so kann man die Buchstaben für zunehmend kürzere Zeit anbieten und das Erkennen bei diesen kürzeren Darbietungszeiten trainieren. Dabei sollte man sich jedoch mit Darbietungszeiten begnügen, die für ein flüssiges Lesen ausreichen. Als noch ausreichend für das gleichzeitige Wahrnehmen und Erkennen von vier bis fünf Buchstaben kann eine Darbietungszeit von weniger als 500 Millisekunden gelten. Diese Zeit ist jedoch abhängig von der Größe und dem Kontrast, mit dem die Buchstaben dargeboten werden. Meist wird es keine Möglichkeit geben, die Augenbewegung der Probanden mit hoher Auflösung zu registrieren und auf diese Weise zu kontrollieren, ob die Augen während der gesamten Darbietungszeit der Buchstaben konstant auf einen Ort gerichtet werden. Um aber dennoch festzustellen, ob mehrere Buchstaben gleichzeitig – also ohne hin und her zu schauen – wahrgenommen und erkannt werden können, empfiehlt es sich, die Buchstabenfolge so groß und kontrastreich zu gestalten, daß sie innerhalb von 150 bis 200 Millisekunden wahrgenommen und erkannt werden können. Innerhalb dieses Zeitintervalls ist es den Probanden nicht möglich, eine Blickbewegung zwischen den Buchstaben auszuführen.

Das Prinzip ist das gleiche wie bei jedem anderen Training: Wer 10 km in einer Stunde laufen kann, wird seine Leistung dann verbessern, wenn er versucht, seine bisherige Leistungsgrenze zu überschreiten, und wenn er, sobald ein Trainingsziel erreicht ist, eine noch bessere Zeit anstrebt. Er muß also versuchen, seine erreichte Leistungsgrenze immer wieder zu erweitern. Nun ist das Ziel bei der Therapie der Lesestörungen nicht, Buchstaben immer rascher zu erkennen. Das Hauptinteresse liegt darin, Patienten dazu zu bringen, wenigstens bis zu fünf Buchstaben innerhalb eines solchen Zeitintervalls gleichzeitig zu erkennen. Dies ermöglicht bereits ein Lesen in Silben, was wiederum ein fehlerfreies und auch einigermaßen flüssiges Lesen erlaubt. Die Länge der Darbietungszeit ist jedoch davon, abhängig, wie viele Buchstaben gleichzeitig gelesen werden sollen, davon ob es sich um sinnlose oder sinnvolle Buchstabenverbindungen handelt, und davon, ob ein häufig vorkommendes oder ein selten gebrauchtes Wort geboten wird. Ein erwachsener normaler Leser erkennt aus vier Buchstaben bestehende Wörter oft schon bei einer Darbietungszeit von 40 Millisekunden. Je nach Art der Buchstabenfolge kann die notwendige Darbietungszeit sich jedoch erheblich verlängern. Die notwendige Darbietungszeit für mehrere gleichzeitig gezeigte Buchstaben sollte im allgemeinen deutlich unter 500 Millisekunden liegen.

6.6 Die Untersuchung und die Übung simultanen Erkennens und Benennens von Buchstabenfolgen

Bei Kindern mit Lesestörungen läßt sich oft beobachten, daß sie geschriebene Wörter zwar simultan richtig sehen können, es jedoch den Anschein hat, daß die Kinder außergewöhnlich viel Zeit benötigen, bis sie die zu dem geschriebenen Wort gehörende Lautfolge aussprechen können. Wir stellen also dieselbe Frage, wie wir sie schon für das Erkennen von Buchstaben gestellt haben, jetzt für Buchstabenfolgen wie z. B. Silben und Wörter.

Test 6: Um die betreffenden Zeiten zu messen, gehen wir vor wie bei dem in Abschnitt 2.3 besprochenen Test 2. Man bietet die Buchstabenfolge, wie in Test 2 beschrieben, so lange an, bis sie anschließend richtig benannt werden kann, wenn zum Benennen uneingeschränkt viel Zeit zur Verfügung steht. Nun soll das Kind aber zu der gesehenen Buchstabenfolge so rasch wie möglich die dazugehörende Lautfolge aussprechen. Gemessen wird die Zeit vom Beginn der Darbietung der jeweiligen Buchstabenfolge bis zum Beginn und bis zum Ende der Aussprache der Lautfolge. Diese Messung führt der Computer in dem zur Verfügung stehenden Diagnoseprogramm[3] selbständig durch. Um ein halbwegs flüssiges Lesen zu erlauben, sollten die gemessenen Zeiten erheblich unter einer Sekunde liegen.

Übung: Zeigen sich hier Verzögerungen bis zum Beginn und /oder Ende des Aussprechens einer gezeigten Buchstabenfolge, die so groß sind, daß ein flüssiges Lesen nicht mehr zu erwarten ist, so muß das baldige Aussprechen von kurzzeitig gebotenen Buchstabenfolgen geübt werden. Man tut dies ganz einfach dadurch, daß man den oben beschriebenen Test mit verschiedenen Buchstabenfolgen (Silben, Wörtern) wiederholt und das Kind versucht, die gesehenen Buchstabenfolgen zunehmend früher auszusprechen.

Wie bereits beim Erkennen von Buchstaben beschrieben (vgl. Kapitel 2), unterscheiden wir zwischen der Zeit, die Buchstaben gezeigt werden müssen, um gesehen zu werden, der Zeit, die benötigt wird, um festzustellen, um welche Buchstaben des Alphabets es sich handelt (und bei Wörtern, deren Bedeutung zu erfassen), und der Zeit, die benötigt wird, bis die zu einer Buchstabenfolge (z. B. einem Wort) gehörende Lautfolge ausgesprochen werden kann.

Es ist also möglich, daß es deshalb so lange dauert, bis eine Buchstabenfolge richtig ausgesprochen wird, weil es bereits sehr lange dauert, bis erkannt wird, um welche Buchstaben des Alphabets es sich überhaupt handelt.

Test 7: Um dies (sprachfrei) zu untersuchen, bieten wir, wie in den Tests 2 und 3 beschrieben, mehrere Buchstaben (sinnlose Buchstabenfolgen, Silben, Wörter) gleichzeitig für kurze Zeit. Aus unserer zuvor durchgeführten Untersuchung der benötigten Darbietungszeit wissen wir bereits, wie lange welche Anzahl von Buchstaben geboten werden muß, um sicher benannt zu werden, wenn beliebig viel Zeit zum Benennen zur Verfügung steht. Jetzt zeigen wir die Buchstabenfolgen (sinnlose, aber aussprechbare Buchstabenfolgen, Silben, Wörter) so lange, daß sie sicher benannt werden können, wenn die Zeit zum Benennen unbeschränkt ist. Um Augenbewegungen während der Darbietung der Buchstabenfolgen zu vermeiden, sollte diese Zeit nicht über 200 Millisekunden liegen. In der jetzt durchgeführten Untersuchung sollen die Kinder die Buchstabenfolgen aber so rasch wie möglich erkennen, ohne daß eine sprachliche Äußerung verlangt wird. Wir informieren die Kinder vor jeder Darbietung, daß anschließend ein bestimmtes Wort, z. B. das Wort *Baum*, oder ein anderes Wort erscheinen wird. Wir bitten die Kinder, dann eine Taste zu drücken, sobald sie glauben, daß das Wort *Baum* gezeigt wurde. Andernfalls sollen sie eine andere Taste drücken und anschließend sagen, welches andere Wort gezeigt wurde. Man kann diese Aufgabe auch so variieren, daß eines von zwei Wörtern erscheint und die Kinder eine Taste drücken sollen, wenn das Wort *Baum* gesehen wurde, und eine andere, wenn das alternative Wort gezeigt wurde. Man kann von einer für das Lesen ausreichenden Erkennensleistung ausgehen, wenn von 20 bekannten Wörtern, die aus höchstens fünf Buchstaben bestehen, 90 % erkannt wurden. Doch sollte dieses Kriterium nicht isoliert gesehen werden. Entscheidend ist immer, ob Fehler beim Lesen eines altersgemäßen Textes auftreten. Erst wenn sich hier die Fehler häufen, ist die Durchführung der beschriebenen Testverfahren angezeigt, um die Störung zu „lokalisieren".

Auch hier ist zu bedenken, daß wir nicht die reine Erkennenszeit untersuchen, sondern daß auch die Zeit, die die Entscheidung für eine bestimmte motorische Reaktion beansprucht, und die Zeit zur Ausführung dieser Reaktion einbezogen sind. Auch in diesem Fall interessieren uns keine Abweichungen von der Norm, die sich im Bereich von 100 Millisekunden abspielen, denn für die Praxis sind sie ohne Bedeutung. Wenn dieser „Erkennensprozeß" aber mehrere hundert Millisekunden oder gar Sekunden verzögert ist, kann das Lesen eines Textes nicht vorangehen. Wir müssen dann selektiv rascheres gleichzeitiges Erkennen mehrerer Buchstaben, also von Silben und Wörtern, üben.

Übung: Der beschriebene Test ist gleichzeitig als Übung zu verwenden. Die Übung besteht darin, daß die Kinder versuchen, die gezeigten Wörter zunehmend rascher zu erkennen. Liegt die Zeit, die vom Beginn der Darbietung dieser Buchstabenfolgen bis zum Drücken der richtigen Taste benötigt wird, im Mittel etwa bei 500 Millisekunden, so kann man anstatt des Drückens einer Taste die Kinder bitten, das gezeigte Wort auszusprechen, und damit zu der anderen oben beschriebenen Übung weitergehen.

Hier ist es, wie bei allen Tests und Übungsverfahren, wichtig, keine trockenen Diagnose- und Therapiesitzungen abzuhalten, an denen die Kinder rasch ihr Interesse verlieren. Da der Computer die gemessenen Werte darstellt, kann man diese Übungen leicht spielerisch als Wettrennen gegen die eigene Fähigkeit gestalten, die es Darbietung um Darbietung zu verbessern gilt.

6.7 Die Maskierung von Buchstaben

Im Falle einer Einschränkung des Aufmerksamkeitsfeldes besteht das Problem darin, daß nur wenige im Gesichtsfeldzentrum liegende Buchstaben gelesen werden können. Weiter vom Gesichtsfeldzentrum entfernt gelegene Buchstaben können aufgrund einer Verkleinerung des Aufmerksamkeitsfeldes jedoch nicht mehr identifiziert werden. Aber auch das entgegengesetzte Phänomen kann auftreten. Es ist nämlich möglich, daß Buchstaben in der Mitte eines Wortes nicht, daß aber weiter vom Gesichtsfeldzentrum entfernt gelegene Buchstaben gelesen werden können.

Wenn ein Kind z. B. das Wort *dableiben* lesen möchte, so wird es seinen Blick möglicherweise auf das *a* richten. Dann können das *d* und der letzte Buchstabe, das *n*, richtig gelesen werden, aber das Kind kann nicht unterscheiden, ob sich in der Mitte ein *ie* oder ein *ei* befindet. Obwohl das Wort *dableiben* heißt, liest das Kind *dablieben* und wiederholt diesen Fehler mehrfach beim Lesen eines Textes, in dem dieses Wort erscheint. Hierbei handelt es sich sicherlich nicht um ein Leseproblem, das durch eine Verkleinerung des Aufmerksamkeitsfeldes hervorgerufen wird. Was weiter außerhalb des Gesichtsfeldzentrums liegt, wird in diesem Falle ja erkannt. Wäre das Aufmerksamkeitsfeld verkleinert, so dürften gerade die weiter außerhalb gelegenen Buchstaben (das vorletzte *e* und das *n*) nicht mehr wahrgenommen werden, weil sie an der Peripherie oder außerhalb des Aufmerksamkeitsfeldes gelegen sind.

Ein Mechanismus, der hier eine Rolle spielen könnte, ist das Phänomen der *Maskierung* oder des *Metakontrasts*. Von der *Maskierung* eines Buchstabens durch andere Buchstaben oder vom *Metakontrast* spricht man, wenn die Wahrnehmung eines oder mehrerer Buchstaben durch die Gegenwart anderer visueller Reize, wie z. B. flankierende Buchstaben, gestört wird.[27] Bereits die Untersuchungen von Bouma und Legein[28] sprechen dafür, daß legasthene Kinder im Randbereich der Fovea Buchstaben schlechter als normallesende Kinder erkennen können, weil sich der Maskierungseffekt bei schwachen Lesern stärker auswirkt. Wie Straßburger, Harvey und Rentschler[29] nachgewiesen haben, ist der Maskierungseffekt außerhalb der Fovea deutlich ausgeprägter als innerhalb der Fovea. Die Stärke des Maskierungseffekts ist von der Anzahl der Elemente abhängig, die den zu lesenden Buchstaben flankieren, und von deren Abstand von dem zu lesenden Buchstaben.

Das Beispiel eines 8jährigen Mädchens, Lena, mag den verstärkten Maskierungseffekt, wie er bei mehreren Patienten, die der Autor untersucht hat, zu beobachten war, verdeutlichen. Lena stand bereits am Ende des zweiten Schuljahres, doch ihre Leseleistung war ganz hoffnungslos. Auch in einer früher durchgeführten Lesetherapie gelang es nicht, das Übel zu beheben. In der Tat konnte Lena, als

*   N

*   WINTER

*   WI^NTER

*Abb. 6: Um den Maskierungseffekt zu demonstrieren, braucht man nur die Augen auf die Markierung * in der ersten Zeile zu richten. Dabei läßt sich der rechts davon stehende Buchstabe N ohne weiteres erkennen. Blickt man nun zu der Markierung * in der zweiten Zeile, so ist der Buchstabe N nicht mehr so einfach zu erkennen, obwohl er sich im gleichen Abstand von der Markierung befindet und auch seine Größe unverändert ist. Der Grund für diese Schwierigkeit, das N zu erkennen, liegt darin, daß dieser Buchstabe durch die ihn flankierenden Buchstaben maskiert wird. Dieser Maskierungseffekt ist wieder aufgehoben, wenn wir das N, wie in der dritten Zeile der Abbildung, höher stellen als die umgebenden Buchstaben. Nun ist das N wieder leicht erkennbar, während die Markierung * fixiert wird.*

ich sie untersuchte, nicht einmal einfachste Texte lesen. Sie verharrte meist in mühevollem Buchstabieren und konnte die Buchstaben kaum zu einem Wort zusammenfügen. Die einzelnen Buchstaben innerhalb von Wörtern erkannte sie sofort. Zeigte man ihr sinnlose Silben, die aus zwei oder gar drei Buchstaben bestanden, für etwa eine halbe Sekunde, so konnte sie diese erstaunlicherweise fast ohne Fehler lesen. Sobald diese Silben innerhalb von Wörtern oder Pseudowörtern standen, also von anderen Buchstaben flankiert wurden, versiegte diese Fähigkeit, und Buchstabieren trat an ihre Stelle. Deckte man die störenden flankierenden Buchstaben ab und zeigte ihr nacheinander Silbe für Silbe eines Textes, so gelang es ihr, den Text Silbe für Silbe zu lesen.

    Um den Maskierungseffekt zu demonstrieren, braucht man in Abb. 6 nur die Augen auf die Markierung * in der ersten Zeile zu richten. Dabei läßt sich der rechts davon stehende Buchstabe N ohne weiteres erkennen. Blickt man nun zu der Markierung * in der zweiten Zeile von Abb. 6, so ist der Buchstabe N nicht mehr so einfach zu erkennen, obwohl er sich im gleichen Abstand von der Markierung befindet und auch seine Größe unverändert ist. Der Grund für diese Schwierigkeit, das N zu erkennen, liegt darin, daß dieser Buchstabe durch die ihn flankierenden Buchstaben maskiert wird. Dieser Maskierungseffekt ist wieder aufgehoben, wenn wir das N, wie in der dritten Zeile der Abb. 6, höher stellen als die umgebenden Buchstaben. Nun ist das N wieder leicht erkennbar, während die Markierung * fixiert wird.

6.8 Die Verminderung ganzheitlicher Wahrnehmung

Es kommen aber noch ganz andere Wahrnehmungsdefizite in Betracht. Sie sind nicht so leicht zu diagnostizieren und können sehr komplexer Natur sein. Zu ihnen gehört, was wir im folgenden als *Verminderung ganzheitlicher Wahrnehmung* bezeichnen wollen. Ein solches Wahrnehmungsdefizit ist nicht gleichzusetzen mit einem Defizit der Wahrnehmung einer entsprechenden Folge sinnloser graphischer Zeichen. In der Folge &§$# mag man, wenn sie genauso lange wie das Wort *Reise* geboten wird, leicht einmal in Zweifel geraten, ob es nicht auch die Zeichenfolge &$§# gewesen sein könnte. Das Wort *Reise* erkennen wir jedoch sehr rasch. Es genügt ein kurzer Blick. In experimentellen Untersuchungen konnte gezeigt werden, daß Wörter weit schneller erkannt werden als sinnlose Buchstabenfolgen, was als *Wortüberlegenheitseffekt* bezeichnet wird.[30]
Der Unterschied zwischen dem Erkennen eines Wortes und einer sinnlosen Zeichenfolge besteht unter anderem darin, daß das Wort als Einheit *ganzheitlich* wahrgenommen wird, während &§$# eine unzusammenhängende Aneinanderreihung von Zeichen ist. Was es mit der *ganzheitlichen Wahrnehmung* auf sich hat, wollen wir am Beispiel des Gesichtererkennens verdeutlichen. Während man die in Abb. 7 gezeigten Gesichter auf einen Blick voneinander unterscheiden kann, gelingt dies im Falle der bedeutungslosen Figuren in Abb. 7 nicht so leicht, obwohl die Gesichter und die Figuren sich in den gleichen Details unterscheiden. Sowohl das Gesicht als auch die sinnlose Figur bestehen nämlich aus den gleichen Elementen, die nur unterschiedlich angeordnet sind. Die Gesichter werden nicht als

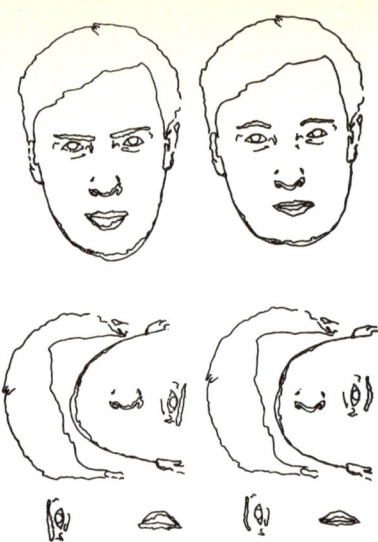

Abb. 7: Während man die Gesichter auf einen Blick voneinander unterschei-
den kann, gelingt dies im Falle der Ansammlung bedeutungsloser Figuren im
unteren Teil nicht so leicht, obwohl die Gesichter und die Figuren sich in den
gleichen Details unterscheiden. Sowohl das Gesicht als auch die sinnlosen Fi-
guren bestehen nämlich aus den gleichen Elementen, die nur unterschiedlich
angeordnet sind. Die Gesichter werden nicht als eine Ansammlung einzelner
Formelemente wahrgenommen, sondern als eine Einheit, als das Gesamtbild
eines Gesichts.

eine Sammlung einzelner Formelemente wahrgenommen, sondern
als eine Einheit, als das Gesamtbild eines Gesichts. Die Alltagserfahrung macht uns schon mit dem Phänomen bekannt, daß ein Gesicht uns irgendwie verändert erscheint und auch tatsächlich verändert ist, wir aber nicht sagen können, welches Detail nun anders ist.
Hätte man Nase, Augen, Mund, Ohren und Haare aus einem Bild
dieses Gesichts ausgeschnitten und in einer ganz anderen Anordnung gezeigt, so wäre die Veränderung des Gesichts nicht mehr
wahrgenommen worden. Wir wollen hier auch vom *Vorsprung der*
ganzheitlichen Wahrnehmung vor der Wahrnehmung der Summe
der Einzelheiten sprechen.

Dies gilt auch für Wörter wie z. B. *Reise* und *Riese.* Jedes der beiden Wörter ergibt einen anderen visuellen Gesamteindruck, dem

jeweils eine bestimmte Lautfolge und eine bestimmte Bedeutung entsprechen. Es kann nun sein, daß die Wahrnehmung des Gesamtbildes einer Zeichenfolge (z. B. der Wörter *Reise* und *Riese*) im Vergleich zur Norm vermindert ist. Das schließt jedoch nicht aus, daß die Wahrnehmung einer Sammlung einzelner Elemente, die kein Gesamtbild ergeben, sich durchaus innerhalb der Norm bewegen. Während ein normal lesendes Kind in *Gesamtbildern* auftretende Einzelheiten (z. B. ob *Reise* oder *Riese* dasteht) erheblich besser entdeckt als in einer unzusammenhängenden Anordnung graphischer Zeichen, kann dieser Vorteil der ganzheitlichen Wahrnehmung bei manchen leseschwachen Kindern deutlich vermindert sein. Ihre ganzheitliche Wahrnehmung eines Wortes unterscheidet sich nicht so stark wie bei anderen Kindern von der einzelheitlichen Wahrnehmung einer Reihe von Buchstaben oder anderer graphischer Zeichen. Dieser verminderte Vorsprung ganzheitlicher Wahrnehmung kann einzig auf die ganzheitliche Wahrnehmung von Wörtern beschränkt sein. Sie muß sich nicht notwendigerweise auf andere Arten ganzheitlicher Wahrnehmung ausdehnen.

Der Unterschied zwischen der Maskierung, einer visuellen Aufmerksamkeitsschwäche und dem, was wir als *Verminderung ganzheitlicher Wahrnehmung* bezeichnet haben, läßt sich folgendermaßen verdeutlichen:

Von *Maskierung* sprechen wir, wenn die Fähigkeit, innerhalb eines Wortes vorkommende Buchstaben *wahrzunehmen*, sich verschlechtert, sobald diese Buchstaben neben anderen (maskierenden) Buchstaben oder bedeutungslosen Zeichen stehen, ohne daß diese maskierenden Buchstaben oder Zeichen erkannt werden müssen.

Von einer Verringerung visueller Aufmerksamkeitsleistungen sprechen wir, wenn die Fähigkeit zu unterscheiden, ob es *Reise* oder *Riese* heißt, sich weiter verschlechtert, wenn alle Buchstaben gleichzeitig *erkannt* werden müssen. Dadurch, daß beim gleichzeitigen Erkennen aller Buchstaben die Aufmerksamkeit gleichzeitig auf alle Buchstaben gerichtet werden muß, können manche LeserInnen überfordert sein. Deshalb können sie den einzelnen Buchstaben und ihren Positionen innerhalb eines Wortes nicht mehr genügend Aufmerksamkeit schenken. Die beschränkte Aufmerksamkeitskapazität verteilt sich gleichsam über alle Buchstaben. Für jeden Buchstaben steht dann weniger Aufmerksamkeit zur Verfügung.

Von einer *Verminderung ganzheitlicher Wahrnehmung* sprechen wir hingegen, wenn die Fähigkeit, das Wort *Reise* oder *Riese* zu lesen, sich weiter verschlechtert, sobald das Wort ganzheitlich zu lesen ist, aber ein anderes Wortbild ergibt. Zwar toleriert das Gehirn gewisse Abweichungen von dem gewohnten Wortbild, doch hat diese Toleranz ihre Grenzen. Die ganzheitliche Wahrnehmung von Wörtern bricht z. B. zusammen, wenn die Wörter von rechts nach links zu lesen sind: *esieR* und *eseiR*. Es handelt sich um die gleichen Buchstaben in der gleichen Aufeinanderfolge wie bei den Wörtern *Reise* und *Riese*. Nur die Richtung, in der die Buchstaben aufeinanderfolgen, ist ungewohnt. Dadurch ist das vertraute Wortbild verändert. Die LeserInnen können selbst nachvollziehen, daß man beim ersten Hinsehen nicht sogleich angeben kann, welches Wort *Reise* und welches Wort *Riese* heißt, wenn die Buchstaben von rechts nach links geschrieben sind. Hat man die ungewohnten Wortbilder eine Zeitlang abwechselnd betrachtet und sich mit ihnen ein wenig vertraut gemacht, so kann man bald „auf einen Blick" sehen, welches Wort *Reise* und welches *Riese* heißt.

Ähnlich wie es normalen LeserInnen ergeht, wenn sie ein Wort lesen sollen, das ein ungewohntes Wortbild ergibt, so kann es auch Personen mit einer *verminderten ganzheitlichen Wahrnehmung* ergehen, wenn sie ein ganz normal geschriebenes Wort ganzheitlich lesen sollen. Sie können an dem gesamten Wortbild nicht so leicht erkennen, um welches Wort es sich handelt, benötigen mehr Zeit zum Erkennen ganzer Wörter oder müssen diese sogar buchstabierend lesen.

6.9 Wie man erhöhte Empfindlichkeit für visuelle Störeinflüsse therapiert

Es gibt also verschiedene Wege, auf denen Buchstaben eines Wortes das Lesen anderer Buchstaben stören können, und es besteht die Möglichkeit, daß die ganzheitliche Wahrnehmung von Wörtern vermindert ist. Es wäre in der Praxis sehr aufwendig, alle denkbaren Störeinflüsse einzeln zu prüfen. Ob das Lesen einer Buchstabenfolge durch andere Buchstaben gestört wird, zeigt sich in folgendem Test:

Test 8: Man läßt den Probanden auf einen auf dem Monitor erscheinenden roten Punkt blicken. Fixiert er den Punkt, so werden an der durch den Punkt markierten Stelle nacheinander die Wörter angeboten, die innerhalb eines Textes falsch gelesen wurden und bei denen der Verdacht besteht, daß der Lesefehler durch Störeinflüsse anderer Buchstaben zustande kam. Nehmen wir an, das Wort *Wassergraben* wurde als *Wassergarben* gelesen. Da *gra* als *gar* gelesen wurde, soll jetzt nur die Buchstabenverbindung *gra* innerhalb des Wortes *Wassergraben* gelesen werden. Diese Buchstaben innerhalb des Wortes werden dabei farbig unterlegt. Die Farbmarkierung zeigt an, welcher Ausschnitt aus diesem Wort gelesen werden soll. Wurden innerhalb eines Wortes mehrere Buchstabenverbindungen falsch gelesen, so wird das Wort mehrfach gezeigt, wobei immer eine andere zuvor falsch gelesene Buchstabenverbindung farbig unterlegt ist. Die farbig markierten Buchstaben können jeweils unmittelbar neben dem Fixationspunkt, also der Stelle, auf die der Blick gerichtet ist, angeboten werden, können jedoch auch einen Abstand von bis zu vier Buchstaben vom Fixationspunkt haben (Abb. 8). Werden farbig unterlegte Buchstabenverbindungen falsch gelesen, so werden mehrere Wörter, die diese Buchstabenverbindungen enthalten, erneut eines nach dem anderen angeboten. Dabei sind aber nur die farbig unterlegten Buchstaben mit hohem Kontrast dargestellt, so daß sie in aller Deutlichkeit zu sehen sind. Damit alle anderen Buchstaben des Wortes (die wir als *flankierende Buchstaben* bezeichnen) das Lesen der farbig markierten Buchstaben nicht stören können, werden sie mit so geringem Kontrast dargestellt, daß sie kaum sichtbar sind, oder sie werden ganz weggelassen. Man kann dann leicht feststellen, ob das Lesen der farbig markierten Wortsegmente sich deutlich verbessert, wenn die flankierenden Buchstaben fehlen oder zumindest in ihrer Deutlichkeit abgeschwächt sind.

Übung: Das gleiche Verfahren verwendet man dann dazu, den Störeinfluß flankierender Buchstaben abzubauen. Werden die farbig markierten Buchstaben sofort oder nach einigen Übungsdurchgängen (wobei die zu lesenden Buchstaben oder Wörter immer in einer anderen Reihenfolge nacheinander geboten werden) richtig gelesen, so erhöht man Schritt für Schritt die Deutlichkeit, mit der die flankierenden Buchstaben der betreffenden Wörter dargeboten werden. Auf diese Weise können die Probanden Schritt für Schritt üben, Teile eines Wortes (die farbig markierten Buchstaben) zu lesen und ihren Lesevorgang nicht durch die flankierenden Buchstaben stören zu lassen.

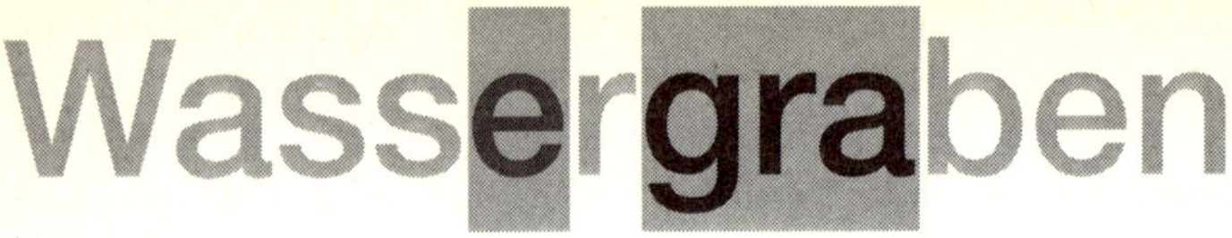

Wassergraben

Abb. 8: Um zu untersuchen, ob das Lesen bestimmter Buchstabenverbindungen durch die Gegenwart anderer Buchstaben gestört wird, werden falsch gelesene Buchstabenverbindungen mit hohem Kontrast dargestellt, so daß sie in aller Deutlichkeit zu sehen sind. Damit alle anderen Buchstaben des Wortes das Lesen der kontrastreich dargestellten Buchstaben nicht stören können, werden sie mit so geringem Kontrast dargestellt, daß sie kaum sichtbar sind. Man kann dann leicht feststellen, ob das Lesen bestimmter Wortsegmente sich deutlich verbessert, wenn die flankierenden Buchstaben in ihrer Deutlichkeit abgeschwächt sind.

Übung: In einem nächsten Schritt wird der fortlaufende Text auf dem Monitor geboten. Jetzt werden nicht nur die vorher falsch gelesenen Wortsegmente farbig unterlegt, sondern die farbige Unterlegung springt von Wortsegment zu Wortsegment oder von Wort zu Wort und markiert zunächst das erste, dann das zweite, das dritte usw. zu lesende Wort oder Wortsegment des Textes. Dabei gibt eine Markierung, die einen Buchstaben z. B. gelb unterlegt, an, welcher Buchstabe soeben fixiert werden soll. Eine andere (z. B. grüne) Markierung gibt an, welche Buchstaben gleichzeitig mit dem gelb unterlegten Buchstaben zu lesen sind. Dazu werden diese Buchstaben rechts und/oder links vom gelb unterlegten Buchstaben (dem Fixationspunkt) grün unterlegt. In einem Wort ist also der zu fixierende Buchstabe gelb unterlegt, und links und rechts von ihm sind Buchstaben grün unterlegt. Häufig falsch gelesene Buchstabenverbindungen befinden sich dabei im grün unterlegten Bereich, doch kann auch einer dieser Buchstaben als Fixationspunkt dienen und deshalb gelb unterlegt sein. Diese gelbe und grüne Unterlegung (wir sprechen im folgenden von einer *Markierung*) bewegt sich über den Text, indem sie nacheinander die zu lesenden Wortsegmente markiert (vgl. Abb. 12). Die gelbe Markierung bleibt so lange bestehen, wie der unterlegte Buchstabe fixiert werden soll. Auf diese Weise zeigt das jeweils farbig unterlegte Textsegment an, welches Textsegment soeben gelesen werden soll, wie lange dieses fixiert werden soll und wie groß der nach dem Ende jeder Fixationsphase auszuführende Blicksprung sein soll. Dieser Blicksprung soll nämlich genau zum nächsten farbig markierten Textsegment erfolgen.

Nur das jeweils farbig (gelb und grün) unterlegte Textsegment ist dabei deutlich sichtbar, während alle anderen (flankierenden) Buchstaben nur einen sehr schwachen Kontrast haben und so kaum sichtbar sind. Das hat den Grund, daß die kaum sichtbaren Buchstaben, die in einer bestimmten Fixationsphase gerade nicht gelesen werden sollen, einen möglichst geringen Störeinfluß ausüben. Wurde ein Wortsegment gelesen, so werden die nächsten zu lesenden Buchstaben farbig markiert und deutlich dargestellt. Nun verblassen alle übrigen Buchstaben. Diese Hervorhebung des zu lesenden Wortsegments gegenüber den in einer bestimmten Fixationsphase nicht zu lesenden Buchstaben verringert sich im Laufe der Leseübung Schritt für Schritt. Dazu werden die flankierenden Buchstaben Schritt für Schritt deutlicher dargestellt. So wird ihr Störpotential beim Lesen der farbig markierten Buchstaben (die immer gleich deutlich dargestellt werden) schrittweise vergrößert. LeserInnen sollen sich so allmählich an das sich vergrößernde Störpotential der flankierenden Buchstaben gewöhnen.

Um die Dinge für die praktische Anwendung nicht unnötig kompliziert zu gestalten, lassen wir hier außer acht, auf welche Weise die flankierenden Buchstaben das Lesen der farbig markierten Buchstaben stören. Ungeachtet dessen, ob es sich um eine gesteigerte Empfindlichkeit für die *Maskierung (Metakontrast)* oder um einen andersartigen Störeinfluß handelt, können wir das gleiche therapeutische Vorgehen wählen.

7. Störungen der Speicherung, des Behaltens und des Abrufs

7.1 Das Gedächtnis für Buchstabenfolgen, Laute und Bedeutungen

Um Buchstaben zu lesen, muß als erstes das Schriftbild der Buchstaben (der *Grapheme*) gesehen werden. Die Form der Buchstaben, ihre Orientierung im Raum und ihre Position muß vom Gehirn festgestellt und zumindest sehr kurzzeitig im Gedächtnis gespeichert werden. Bald nachdem ein Wort oder Wortsegment visuell analysiert wurde, stellt das Gehirn fest, um welche Buchstaben des Alphabets es sich handelt, welche Lautfolge der Buchstabenfolge entspricht und welche Bedeutung mit dieser Buchstaben- und Lautfolge verbunden ist. Diese Information muß für ein bestimmtes Zeitintervall im Gedächtnis gespeichert werden. Andernfalls hätten wir in dem Augenblick der Beendigung dieser Entschlüsselung einer Buchstabenfolge schon vergessen, was wir soeben gelesen haben. Auch wenn die Prozesse, die die Analyse der Form, der räumlichen Orientierung und Position durchführen, ungestört ablaufen, können außer dem Entschlüsselungsprozeß selbst auch das Abspeichern der entschlüsselten Information, ihr Behalten im Gedächtnis und ihr Abruf aus dem Gedächtnis gestört sein.[31] Eine solche Störung kann für einzelne Buchstaben bestehen, kann sich jedoch auch erst auf dem Niveau von Silben oder Wörtern auswirken.

Ausgeprägte derartige Defizite zeigen sich bereits, wenn man den ProbandInnen Buchstaben oder Buchstabenfolgen zeigt und sie nach einer gewissen Zeit fragt, welche Buchstaben oder Buchstabenfolgen sie gesehen haben. Will man solche Gedächtnisdefizite dadurch aufdecken, daß man das Wiedererkennen bereits gesehener Buchstaben und Buchstabenfolgen prüft, ohne dabei sprachliche Leistungen einzubeziehen, so kann man die bereits zuvor beschriebene Methode der kurzzeitigen (tachystoskopischen) Darbietung der zu lesenden Buchstaben oder Buchstabenfolgen verwenden (vgl. Tests 2 – 4, 6, 7). Man kann dann z. B. einzelne Buchstaben oder eine Buchstabenfolge kurzzeitig im Zentrum des Gesichtsfeldes zeigen. Nachdem die Buchstaben verschwunden sind, kann man nach frei wählbaren, unterschiedlich langen Zeitintervallen einen weiteren Buchstaben (bzw. eine Buchstabenfolge) anbieten.[32] Um jedoch nicht das Gedächtnis für visuelle Formen zu testen, muß es sich bei der zweiten Darstellung der Buchstaben zwar um die gleichen Buchstaben des Alphabets wie bei der ersten Darstellung eines Buchstabens (bzw. einer Buchstabenfolge) handeln, doch sollte eine andere Schreibweise der Buchstaben gewählt werden. Idealerweise verwendet man deshalb bei einer der beiden Darbietungen eines Buchstabens (bzw. einer Buchstabenfolge) klein geschriebene Buchstaben und bei der anderen Darbietung Großbuchstaben. Zwischen der ersten und der zweiten Darbietung kann man standardisierte Aufgaben ausführen lassen (z.B. Rechenaufgaben), die das Gedächtnis stören. Die ProbandInnen sollen, wenn sie den Buchstaben (bzw. die Buchstabenfolge) das zweite Mal gesehen haben, angeben, ob es sich um den gleichen Buchstaben (bzw. die gleiche Buchstabenfolge) handelt wie bei der ersten Darbietung oder ob es sich um einen anderen Buchstaben (bzw. um eine andere Buchstabenfolge) handelt. Der zuerst gebotene Buchstabe (bzw. die Buchstabenfolge) kann nur dann wiedererkannt werden, wenn er (sie) im Gedächtnis gespeichert werden kann, mindestens bis zum Erscheinen des zweiten Buchstabens (bzw. der zweiten Buchstabenfolge), wenn die gespeicherte Information aus dem Gedächtnis abgerufen werden kann und wenn die Fähigkeit zur Unterscheidung von Buchstaben und Buchstabenfolgen ungestört ist.

Diese Testbeschreibung soll jedoch nur als Beispiel für eine mögliche experimentelle Vorgehensweise zur Untersuchung von Gedächtnisdefiziten dienen, die nicht voraussetzt, daß das Gelesene auch sprachlich geäußert werden kann.

Offensichtlich sind in unserem Gedächtnis die graphische Gestalt vollständiger Wörter und die dazugehörigen Lautverbindungen gespeichert. Diese Speicherleistung kann vermindert sein, so daß nur zu wenigen Wörtern die zugehörigen Lautverbindungen gespeichert werden können. Trotz eines intakten Speichers, in dem zahlreiche Wörter und die zugehörigen Lautverbindungen gespeichert sind, kann die Fähigkeit zum Abruf der gespeicherten Wort-Laut-Verbindungen eingeschränkt sein. Dies kann dadurch zustande kommen, daß die Wörter zwar genau gesehen werden, aber diese visuelle Information den Speicher nicht zuverlässig genug erreicht. Es ist auch möglich, daß die Wort-Laut-Verbindung zwar im Gedächtnis abgespeichert werden kann, aber nicht lange genug im Gedächtnis behalten wird. Schließlich ist es auch möglich, daß die

Wort-Laut-Verbindungen wie auch die Wortbedeutung zwar gespeichert sind, aber nicht aus dem Gedächtnis abgerufen werden können. Dies könnte bei PatientInnen mit einer sogenannten *Oberflächendyslexie* der Fall sein. Nach einer Schädigung im Bereich des linken temporo-parietalen Bereichs des Gehirns sind diese PatientInnen, nicht mehr fähig, Wörter ganzheitlich zu erkennen. Statt dessen versuchen sie, die Wörter mühsam zu erbuchstabieren. Wenn auch dies oft nur sehr fehlerhaft gelingt, so werden Buchstaben doch oftmals gut erkannt.

Die Unfähigkeit, Wörter ganzheitlich zu lesen, kann allerdings auch auf einer Unfähigkeit des simultanen Erkennens mehrerer Buchstaben beruhen. Auf eine Störung des Abrufs der zu einem gesehenen Wort gehörenden Lautfolge darf deshalb erst dann geschlossen werden, wenn durch zusätzliche Untersuchungen sichergestellt ist, daß keine Störung der simultanen Wahrnehmung mehrerer Buchstaben besteht.

Auch der einer Oberflächendyslexie entgegengesetzte Fall kann bei PatientInnen mit einer Schädigung im temporo-parietalen Bereich des Gehirns auftreten. Dann werden Wörter als Ganzes visuell erkannt, d.h., die ihnen entsprechende Lautfolge und ihre Bedeutung können beim Anblick des ganzen Wortes aus dem Gedächtnis abgerufen werden. Die PatientInnen sind jedoch unfähig, ihnen unbekannte Wörter zu erbuchstabieren. Hier spricht man von einer *Tiefendyslexie*.

Es kann aber auch sein, daß ohne Bestehen einer Hirnschädigung die Wort-Laut-Verbindung nicht zuverlässig im Gedächtnis abgespeichert werden kann, daß das im Gedächtnis Gespeicherte nicht lange behalten werden kann oder daß die Wort-Laut-Verbindung nicht sicher aus dem Gedächtnis abgerufen werden kann.

Oft zeigen sich Mängel in der Herstellung korrekter Graphem-Phonem-Verbindungen bereits auf dem Niveau einzelner Buchstaben. Auch wenn Kinder die meisten Graphem-Phonem-Verbindungen problemlos lernen, wollen einige Graphem-Phonem-Verbindungen partout nicht „in den Kopf" und werden immer wieder verwechselt. Dazu gehören z. B. die Buchstaben *b* und *d*, die Buchstaben *p* und *q*, *m* und *n*. Sooft die Kinder sich die Unterschiede auch verdeutlichen, sie werden immer wieder vergessen. Nicht selten erfolgt der Abruf aus dem Gedächtnis mühelos, wenn man die Kinder bittet, ein einzelnes *b* oder *d*, ein *p* oder *q* oder ein *m* oder *n* zu lesen, oder wenn man sie bittet, diese Buchstaben, wenn sie ihnen vorgesprochen werden, aufzuschreiben. Das bedeutet, daß diese Graphem-Phonem-Verbindungen sehr wohl im Gedächtnis abgespeichert sind und daß sie auch grundsätzlich abgerufen werden können. Die Probleme liegen dann in der Unfähigkeit, diese Graphem-Phonem-Verbindungen während des Lesens hinreichend *rasch* aus dem Gedächtnisspeicher abzurufen. Der fehlerlose Abruf benötigt bei ihnen so viel Zeit, daß ein flüssiges Lesen nicht mehr möglich ist. Das Lesen eines Textes läßt einem solchen Kind jedoch nicht so viel Zeit, wie es benötigt, um die Verbindung zwischen den Graphemen (dem Schriftbild der Buchstaben) und den Phonemen (den Lauten) richtig abzurufen. Und so kommt es immer wieder zu Verwechslungen, und man hört die Eltern klagen, er oder sie wisse ganz genau, wie die Buchstaben heißen, aber beim Lesen träten dennoch immer wieder Fehler auf. Er oder sie passe einfach nicht recht auf.

Man tut dem Kind dann unrecht, weil der Prozeß des Abrufs dieser Information aus dem Gedächtnis einfach mehr Zeit erfordert, als beim flüssigen Lesen zur Verfügung steht. Es handelt sich also um eine *Schwäche der Speicherung* bestimmter Graphem-Phonem-Verbindungen und/oder eine *Störung des Behaltens bereits gespeicherter* Graphem-Phonem-Verbindungen und/oder um eine *Störung des raschen Abrufs* bestimmter Graphem-Phonem-Verbindungen.

Ob eine dieser Störungen besteht, ist leicht festzustellen, indem man untersucht, ob ein Kind signifikant länger als andere Kinder benötigt, um die zu Buchstaben oder Buchstabenverbindungen (wie z. B. *ei, ie, eu, ck, ch, sch*) gehörenden Laute (Phoneme) überhaupt zu finden. Dies geschieht in der bereits beschriebenen Weise (siehe Abschnitt 2.3, Test 2). Anstatt einzelner Buchstaben kann man nun Buchstabenfolgen wie z. B. Silben oder ganze Wörter darbieten und untersuchen, wieviel Zeit das Kind vom Beginn der Darbietung einer Silbe oder eines Wortes bis zum Beginn des richtigen Aussprechens dieser Silbe oder dieses Wortes benötigt. Die dabei gemessene Zeit schließt die Zeit mit ein, die zum Abruf der Lautfolge aus dem Gedächtnis benötigt wird, die der gezeigten Silbe oder dem gezeigten Wort entspricht.

7.2 Wenn die Wortbedeutung nicht mehr abgerufen werden kann

Zum Lesen reicht es natürlich nicht aus, Buchstaben und Wörter genau genug zu sehen und mit ihnen die richtigen Laute zu verbinden. Um zu wissen, was man liest, muß auch die *inhaltliche Bedeutung* des zu lesenden Textes verstanden werden. Mit der *inhaltlichen Bedeutung* eines Wortes ist hier, etwas vereinfacht, das gemeint, was das betreffende Wort bezeichnet. Das Wort *Erde* bezeichnet genau ein Objekt, die Erde, das Wort *rot* bezeichnet Licht einer bestimmten Wellenlänge, das Wort *Alkohol* bezeichnet alle Flüssigkeiten, die bestimmte chemische Eigenschaften besitzen, und *wenn – dann* bezeichnet eine logische Beziehung zwischen Sätzen. Diese *inhaltliche Bedeutung* muß im Gedächtnis gespeichert, dort behalten und während des Lesens wieder aus dem Gedächtnis abgerufen werden. Und auch hier können sich sowohl Störungen des Abspeicherns im Gedächtnis, Störungen des Behaltens als auch Störungen des Abrufs aus dem Gedächtnis bemerkbar machen. Gerade die Schädigung bestimmter sprachrelevanter Areale des Gehirns, nachdem das Lesen bereits erlernt worden war, kann zur Folge haben, daß zwar geschriebene Buchstaben und Wörter richtig ausgesprochen werden, die Graphem-Phonem-Verbindungen richtig aus dem Gedächtnis abgerufen werden, die inhaltliche Bedeutung der Wörter dem Leser dennoch verschlossen bleibt. Selbst wenn der Untersuchende das gelesene Wort mehrfach vorspricht, fällt den PatientInnen die Bedeutung des Wortes nicht mehr ein. In der Literatur ist über solche PatientInnen berichtet worden. Sie verfügten zwar über gute Lesefähigkeit, waren aber kaum in der Lage, das Gelesene zu verstehen.[33] Es handelt sich dabei um eine Störung, die als *Hyperlexie* bezeichnet wird.

Es gibt auch eine harmlose Form des Nicht-Erfassens der inhaltlichen Bedeutung von Sätzen oder ganzen Texte. Bittet man Kinder, die niemals eine Hirnschädigung erlitten haben, einen Text vorzulesen, und fragt man sie anschließend nach dem Inhalt des Gelesenen, so können sie bisweilen nur rudimentär oder gar nicht wiedergeben, was sie soeben vorgelesen haben. Der Grund liegt in der Regel darin, daß die Kinder allein schon so sehr damit beschäftigt sind, möglichst fehlerfrei zu lesen, daß sie nicht gleichzeitig auf den Inhalt achten können. Nicht selten ist mangelndes Verstehen eines

Textes auch die Folge dessen, daß der Text nur lückenhaft gelesen wird und die Lücken durch die Phantasie gefüllt werden. Das Ergebnis ist, daß diese Kinder etwas „lesen", was nicht dem wirklichen Text entspricht. Zeigt ein Kind Defizite beim Verstehen eines von ihm selbst gelesenen Textes, versteht jedoch einen Text, den man ihm vorliest, mühelos, so erhebt sich immer der Verdacht auf eine Lesestörung. Dies gilt selbst dann, wenn das Kind beim Vorlesen eines Textes unauffällig ist. Es ist nämlich nicht auszuschließen, daß die normale Leseleistung nur dadurch zustande kommt, daß das Kind eine so große Energie darin investiert, fehlerfrei und flüssig zu lesen, daß es nicht mehr hinreichend auf den Inhalt des Textes achten kann.

Mangelndes Textverständnis macht sich manchmal erst bemerkbar, wenn die Kinder in Mathematik Textaufgaben lösen sollen. Eltern und Lehrer sind dann oft verwundert, warum die Leistungen in Mathematik genau dann auffallend schlecht sind, wenn Textaufgaben gestellt werden. Hier besteht einmal die Möglichkeit, daß allein das Lesen die Kinder bereits so sehr fordert, daß sie zwar einen einfachen Prosatext verstehen, aber den Inhalt einer Textaufgabe, die ihnen ein sehr viel genaueres Verständnis des Textes abverlangt als ein Prosatext, nicht mehr erfassen. Ebenso kann es sein, daß eine Tendenz zum ungenauen Lesen, d. h. einem oberflächlichen Hinschauen, verbunden mit der schon erwähnten Neigung zum Ausfüllen des ungenau Gesehenen besteht. Bei einfachen Prosatexten mag die Leseleistung eben noch ausreichen, um die Altersnorm zu erfüllen. Müssen jedoch schwierige Texte, wie eben Textaufgaben, gelesen werden, so machen die Ungenauigkeiten beim Lesen sich weitaus mehr bemerkbar, und die Leistung bewegt sich außerhalb der Norm.

7.3 Wenn ganzheitliches Lesen das Gedächtnis stört

Wörter oder Wortsegmente, die im Zentrum des Gesichtsfeldes liegen, können auch dann falsch gelesen werden, wenn das Kind ihre Gestalt erkennt, z. B. deutlich sieht, daß *ei* dasteht. Durch den Versuch, das ganze Wortsegment auf einmal zu erkennen, ist das Kind jedoch so gefordert, daß es nicht mehr korrekt aus dem Gedächtnis abrufen kann, welche Laute (Phoneme) zu der richtig wahrgenommenen Buchstabenfolge *ei* gehören. Es entsteht dann die typische

Situation, daß das Kind richtig sagen kann, ob *ie* oder *ei* dasteht, wenn es diese beiden Buchstaben für sich allein liest. Sobald die Buchstaben gleichzeitig mit anderen Buchstaben eines Wortes gelesen werden sollen, werden sie jedoch immer wieder falsch gelesen.

Wir haben bereits besprochen, daß die Buchstaben, die sich links und rechts von jenen Buchstaben befinden, die in einem bestimmten Augenblick gelesen werden sollen, die Wahrnehmung dieser zu lesenden Buchstaben stören können. Hier soll eine andere, besonders dramatische Einbuße des Abrufs von Phonemen aus dem Gedächtnis beschrieben werden, die mehrere Patienten des Autors zeigten. Nachdem sie ein Wort oder eine Silbe betrachtet hatten, konnten sie das Wort oder die Silbe erst dann aussprechen, wenn sie den Blick vom Text weglenkten und regelrecht „in die Luft" schauten. Sie hatten zwar die graphische Gestalt der Wörter oder Wortsegmente genau gesehen. Nachdem diese visuelle Analyse abgeschlossen war, blockierte der noch weiterhin bestehende visuelle Eindruck des Wortes oder Wortsegments (auch wenn dies sich im Zentrum des Gesichtsfeldes befand) offensichtlich den Abruf der dazugehörenden Lautfolge. Das zu lesende Wort oder Wortsegment durfte also nur so lange gesehen werden, wie es die visuelle Analyse erforderte. So mußten die Kinder sich des störenden visuellen Eindrucks entledigen und wendeten den Blick vom Text. Erst dann fiel ihnen die zu dem geschriebenen Wort gehörende Lautfolge ein.

Zur Therapie dieser Lesestörung muß zunächst festgestellt werden, wie lange das zu lesende Wort oder Wortsegment auf dem Monitor erscheinen muß, damit dieses Wort oder Wortsegment sicher gesehen wird. Dieses Zeitintervall haben wir als *sensorisches Intervall* bezeichnet. Wie man dies prüft, wurde bereits besprochen (vgl. Abschnitt 2.2, Test 1).

Übung: Nachdem man herausgefunden hat, wie lange bestimmte Wörter oder Wortsegmente gezeigt werden müssen, um gesehen zu werden, zeigt man das jeweilige Wort oder Wortsegment nur so lange oder nicht sehr viel länger, wie es dem ermittelten *sensorischen Intervall* entspricht. Nach dem Ende des sensorischen Intervalls verschwindet das soeben gezeigte zu lesende Wort oder Wortsegment. Das Kind muß nun die zu dem zu lesenden Wort oder Wortsegment gehörende Lautfolge aussprechen. Erst wenn das Kind diese Lautfolge ausgesprochen hat, erscheint das nächste zu lesende

Wort oder Wortsegment. Auch dieses erscheint zu Beginn der Übung nur so lange, wie das Kind aufgrund der zuvor festgestellten Länge des *sensorischen Intervalls* benötigt, um dieses Wort oder Wortsegment sicher zu sehen, und verschwindet sodann wieder usw. Macht das Kind Fortschritte, indem es die Lautfolge zunehmend rascher findet, so verschwindet das zu lesende Wort oder Wortsegment, nachdem dieses in aller Deutlichkeit dargeboten wurde (also nach Beendigung des *sensorischen Intervalls*), nicht mehr völlig, sondern bleibt anwesend. Sein Kontrast verringert sich jedoch unmittelbar nach Beendigung des *sensorischen Intervalls* so weit, daß das noch sichtbare Wort oder Wortsegment den Abruf der Phoneme aus dem Gedächtnis nur noch in geringem Maße stören kann. Gehen wir davon aus, daß das Kind nun weitere Fortschritte in seiner Leseleistung macht und die Lautfolge auch dann noch aus dem Gedächtnis abrufen kann, wenn das soeben gelesene Wort oder Wortsegment nicht völlig verschwindet, sondern nur verblaßt. Dann nimmt die Deutlichkeit, mit der das zu lesende Wort oder Wortsegment nach Beendigung des *sensorischen Intervalls* weiterhin gezeigt wird, Schritt für Schritt zu. Diese Zunahme der Deutlichkeit, mit der das zu lesende Wort oder Wortsegment auch nach dem Ende des *sensorischen Intervalls* noch anwesend ist, setzt sich so lange fort, bis das Kind in der Lage ist, die zu Wortsegmenten oder ganzen Wörtern gehörenden Laute selbst dann aus dem Gedächtnis abzurufen, wenn die Wörter oder Wortsegmente auch nach Beendigung des sensorischen Intervalls noch in aller Deutlichkeit auf dem Monitor verbleiben, sie den Abruf der Phoneme aber nicht mehr stören.

8. Störungen „ganzheitlichen" Schreibens

Ähnlich wie beim Lesen reicht es beim Schreiben nicht aus, das Schriftbild eines Buchstabens nach dem anderen aus dem Gedächtnis abzurufen und den betreffenden Buchstaben niederzuschreiben. Außer der Fähigkeit, Buchstabe für Buchstabe zu schreiben, muß auch eine ganzheitliche Vorgehensweise beherrscht werden. Die „Bewegungspläne" für das Schreiben ganzer Wortsegmente oder vollständiger Wörter müssen gleichzeitig aus dem Gedächtnis abgerufen werden, und der Bewegungsablauf für das Niederschreiben von Wortsegmenten oder ganzen Wörtern muß eingeleitet werden. Dabei werden motorische Programme zur Steuerung entsprechender Finger- und Handbewegungen zum Schreiben des jeweiligen Wortsegments oder Wortes, die einmal erlernt wurden, im Gehirn aktiviert. Obwohl die Kinder den niederzuschreibenden Text genau kennen, kann es dabei zum Abruf falscher Bewegungsfolgen kommen. Die Fehler können im Auftreten falscher Buchstaben bestehen, die Reihenfolge der Buchstaben kann vertauscht sein, Buchstaben können fehlen oder verdoppelt sein, oder es kann gelegentlich ein völlig falsches Wort geschrieben werden.

Hinzu kommt, daß die visuelle Kontrolle des Geschriebenen oft versagt. Sie kann einmal versagen, weil das Lesen selbst gestört ist und die Schreibfehler deshalb nicht entdeckt werden. Sie kann aber auch deshalb versagen – und dies trifft nach den Erfahrungen des Autors in den meisten Fällen zu –, weil die Kinder nicht wissen, wie die Wörter geschrieben werden. Läßt man den Kindern genügend Zeit, so fällt ihnen die richtige Schreibweise bisweilen ein. Doch das Schreiben allein absorbiert schon viel Aufmerksamkeit. Darüber hinaus steht beim Schreiben nach Diktat nur wenig Zeit für die visuelle Kontrolle zur Verfügung, und zudem muß noch auf den diktierten Text geachtet werden. Durch diese gleichzeitig zu erfüllenden Aufgaben – Schreiben, visuelle Kontrolle des Geschriebenen und Achten auf den weiteren diktierten Text – sind die Kinder dann völlig überfordert. Unsicherheiten in ihrem Wissen darüber, ob z. B. *König* oder *Könik* geschrieben werden soll oder ob es *Tieger* anstatt *Tiger* heißt, treten dann deutlicher zutage, als wenn die Kinder ein vorgesprochenes Wort nur buchstabieren sollen.

Entsprechend der oben beschriebenen Oberflächendyslexie und

Tiefendyslexie existierten auch die *Oberflächendysgraphie* und *Tiefendysgraphie*. Im ersteren Fall wird vor allem einzelheitlich vorgegangen, d. h., Wörter werden Laut für Laut geschrieben, ohne daß dabei die richtige Schreibweise des gesamtem Wortes berücksichtigt wird. Die PatientInnen schreiben richtige Wörter wie auch Pseudowörter auf diese Weise. So schrieb z. B. ein vom Autor untersuchtes Mädchen das Wort *Frühstück* als *Früstig*. Dabei übersetzte es nacheinander Laut für Laut in der Weise in Buchstaben, wie es das Wort lautlich erinnerte.

Bei der *Tiefendysgraphie* hingegen haben die PatientInnen große Schwierigkeiten, Pseudowörter zu schreiben, während richtige Wörter geschrieben werden können. Hier ist die Fähigkeit zur einzelheitlichen Übersetzung von Lauten in Buchstaben vermindert, während die Fähigkeit zum Abruf des ganzheitlichen Schriftbildes bekannter Wörter weit weniger betroffen ist.

In Grundzügen muß die Diagnostik der Schreibstörungen sich darauf konzentrieren,

1) ob eine Rechtschreibstörung durch eine möglicherweise bestehende Hörstörung mitbedingt ist,
2) inwieweit eine gleichzeitig bestehende Lesestörung sich auf die Schreibstörung auswirkt,
3) ob das Kind generell nicht weiß, wie bestimmte Wörter geschrieben werden,
4) ob das Kind unter manchen Bedingungen (z. B. wenn es einzelne vorgesprochene Wörter buchstabieren soll) zeigt, daß es die richtige Schreibweise von Wörtern kennt, beim Diktat oder freien Schreiben diese Wörter dennoch falsch schreibt.

Dies kann dadurch bedingt sein, daß

a) die falschen motorischen Bewegungsabläufe der Finger und der Hand aufgerufen werden und die visuelle Kontrolle zu mangelhaft ausgebildet ist, um diese Schreibfehler zu erkennen,

b) daß das Kind beim Schreiben überfordert ist und Unsicherheiten im Wissen über die richtige Schreibweise von Wörtern zutage treten. Auch hier reicht die visuelle Kontrolle nicht aus, um die Fehler während des Schreibens zu erkennen.

9. Lesestörungen durch falsche Augenbewegungen

9.1 Augenbewegungen beim flüssigen Lesen

Um einen so einfachen Text wie *Im Garten steht ein Baum* zu lesen, wird der Blick auf das erste Wort gerichtet. Das Wort *Im* wird ganz gesehen, wobei die Augen sich nicht bewegen. Wie bereits oben beschrieben, werden alle Buchstaben des Wortes gleichzeitig und nicht wie beim Buchstabieren nacheinander erkannt. Erst wenn das Wort erkannt ist, darf der Blick dieses Wort verlassen und sich dem nächsten Wort (*Garten*) zuwenden. Während die Augen (von einem minimalen „Augenzittern" und Mikrosakkaden abgesehen) unbeweglich ein Wort fixieren (eine Zeit, die als *Fixationszeit* bezeichnet wird), muß festgestellt werden, wann der Blick das fixierte Wort verlassen und sich dem nächsten Wort oder dem nächsten Segment des gerade fixierten Wortes zuwenden darf.[34] Die Augen führen dazu einen Blicksprung zum nächsten Wort oder zum nächsten Wortsegment aus. Bei diesem Blicksprung handelt es sich um eine rasche Augenbewegung (die auch als *Sakkade* bezeichnet wird), während der die Sehleistungen unterdrückt werden. Das heißt, daß zur Zeit dieser raschen Augenbewegung keine Buchstaben oder gar Wörter erkannt werden.[35] Ob und wie gut das folgende Wort nach Beendigung des Blicksprungs erkannt wird, hängt entscheidend von dem Ort ab, auf den der Blick innerhalb eines Wortes gerichtet wird.[36]

Das Ziel eines Blicksprungs muß nicht genau die Mitte des folgenden Wortes (in unserem Beispiel des Wortes *Garten*) sein. Handelt es sich um kurze Wörter, die innerhalb einer einzigen Fixationsphase ganz erkannt werden können, so liegt das ideale Blickziel eher in der Mitte des Wortes. Es liegt jedoch eher in der linken Hälfte, wenn die Endung des Wortes wenig Information darüber enthält, um welches Wort es sich handelt.[37] Daß der Ort, an dem innerhalb eines Wortes fixiert wird, von der Struktur des jeweiligen Wortes abhängt, gilt auch für andere Sprachen als das Deutsche oder Englische und wurde z. B. auch für das Arabische nachgewiesen.[38] Das bedeutet, daß der Ort, an dem innerhalb eines Wortes fixiert wird, nicht einfach einer beliebigen Blickgewohnheit entspricht, sondern während des Lesens jeweils vom Gehirn bestimmt wird. Dies geschieht während jeder Fixationsphase. In ihr muß nicht nur das zu lesende Wort erkannt, es muß gleichzeitig festgestellt werden, wann die Augen weiterspringen dürfen und zu welchem Ort sie springen sollen.[39] Dazu wird nicht allein Information aus dem innerhalb der Fovea gesehenen Wortsegment benutzt, sondern es wird auch Information aus dem über die Fovea hinausragenden Wortteil herangezogen. Noch bevor die Augenbewegung erfolgt, wird vermutlich die (verdeckte) Aufmerksamkeit nach rechts, in Richtung auf die auszuführende Augenbewegung, gerichtet.[40]

Die Größe eines Blicksprungs bei einem normalen Leser kann mehr als 10 Buchstaben betragen. Die sich anschließende Fixationszeit variiert stark und liegt bei normalen Lesern zwischen 100 Millisekunden bis zu mehreren hundert Millisekunden, je nach Art des Textes.[41] Wenn der Blicksprung erfolgt ist, wird die Aufmerksamkeit gelegentlich noch nach links vom neuen Fixationspunkt gerichtet, um zu überprüfen, ob der übersprungene Wortteil eine unbemerkte, für das Erkennen des Textes wichtige Information enthält. Wenn nötig, erfolgt ein Rücksprung der Augen nach links, eine sogenannte *Regression*, um den übersprungenen Wortteil oder das übersprungene Wort in das Zentrum der Fovea zu verschieben.[42]

Wird ein Blicksprung zum nächsten Wort oder Wortsegment ausgeführt, so werden die Sehleistungen während der Augenbewegung gehemmt. Innerhalb dieses Zeitintervalls ist der Leser also funktionell blind. Landet der Blick auf dem Wortsegment oder Wort, das das Blickziel war, so müssen die während des Blicksprungs gehemmten Sehleistungen sich erst erholen. Bis zur vollständigen Erholung der Sehleistungen können bis zu 70 Millisekunden vergehen.[43]

Es wurde vermutet, eine Leseschwäche könne dadurch hervorgerufen werden, daß während einer Sakkade das Bild der soeben gesehenen Buchstaben nicht hinreichend gelöscht wird und sich deshalb mit dem Bild der Buchstaben überlagert, die in der nächsten Fixationsphase gesehen werden. Die Folge wäre ein verschwommenes Bild der zu lesenden Buchstaben.[44] (Die dabei angenommenen neurobiologischen Mechanismen sind im letzten Kapitel beschrieben.) Der Autor hat Lesestörungen, die auf einer solchen Ursache beruhen könnten, jedoch nur sehr selten beobachtet. Möglicherweise treten derartige Lesestörungen tatsächlich nur sehr selten auf. Dennoch sollen ein entsprechendes Testverfahren und die zugehörigen Übungen beschrieben werden. Ob eine derartige Störung vorliegt, ist durch folgendes Verfahren[3] untersuchbar:

Test 9: Man zeigt zunächst eine Markierung, z. B. einen farbigen Punkt (Fixationspunkt 1), den der Proband fixieren muß. Fixiert der Proband diesen Fixationspunkt 1, so drückt der Therapeut eine Taste, worauf der Fixationspunkt 1 verschwindet. Nun erscheint rechts neben dem Fixationspunkt 1 ein weiterer Fixationspunkt (Fixationspunkt 2). Der räumliche Abstand zwischen dem Fixationspunkt 1 und dem Fixationspunkt 2 ist wählbar, sollte aber der Größe des Blicksprungs beim Lesen eines Textes entsprechen. Der Abstand kann also z. B. fünf Buchstaben betragen. Der Proband soll, wenn der Fixationspunkt 1 verschwunden ist und der Fixationspunkt 2 erscheint, einen Blicksprung vom Fixationspunkt 1 zum Fixationspunkt 2 ausführen. Wenn wir die Augenbewegungen des Probanden aufzeichnen, wissen wir genau, wann der Blicksprung zum Fixationspunkt 2 ausgeführt ist und der Blick den Fixationspunkt 2 erreicht hat. Da außerhalb eines speziell eingerichteten Labors diese Möglichkeit nicht besteht, müssen wir diese Zeit schätzen. Wir können sie in der Praxis mit 300 bis 400 Millisekunden reichlich lang wählen. Angenommen, wir wählen ein Zeitintervall von 350 Millisekunden und gehen davon aus, daß die Augen nach 350 Millisekunden den Fixationspunkt 2 erreicht haben. Nun erscheint ein Wort, so daß dieses gelesen werden kann, wenn die Augen (nach Beendigung des Blicksprungs) auf den Fixationspunkt 2 gerichtet sind. Das bedeutet, daß der Fixationspunkt 2 innerhalb des zu lesenden Wortes liegt. Die Dauer der Darbietung dieses Wortes (die Darbietungszeit) ist wählbar und sollte so lange sein, daß der Proband das Wort in diesem Test sicher erkennen kann. Durch Verlängern oder Verkürzen der Darbietungszeit können wir ermitteln, wie lange Wörter, die z. B. aus fünf Buchstaben bestehen, gezeigt werden müssen, um unter diesen Bedingungen sicher erkannt zu werden. Nehmen wir an, es zeigt sich bei einem Probanden, daß diese Darbietungszeit 300 Millisekunden beträgt. Damit wissen wir, wie lange ein aus fünf Buchstaben bestehendes Wort dargeboten werden muß, um erkannt zu werden, wenn vor dem Blicksprung, also als der Proband zum Fixationspunkt 1 blickte, kein Wort gesehen wurde. Wurde vor dem Beginn des Blicksprungs zum Fixationspunkt 2 kein Wort gesehen, so kann ein während des Blicksprungs nicht hinreichend gelöschter visueller Eindruck eines vor Beginn des Blicksprungs gesehenen Wortes auch nicht das Lesen des Wortes stören, das nach Ausführung des Blicksprungs am Fixationspunkt 2 erscheint. Um nun zu überprüfen, ob der visuelle Eindruck eines vor Beginn des Blicksprungs gesehenen Wortes das Lesen eines nach dem Blicksprung gesehenen Wortes stört, müssen wir den Test ein wenig verändern: Diese Veränderung besteht nur darin, daß wir als erstes nicht nur den Fixationspunkt 1 bieten, sondern wir legen den Fixationspunkt 1 in ein Wort. Dann sieht der Proband zu Beginn des Tests, wenn er den Blick zum Fixationspunkt 1 richtet, gleichzeitig das Wort, innerhalb dessen der Fixationspunkt 1 liegt. Nun verläuft der Test wie zuvor: Fixiert der Proband den Fixationspunkt 1, so drückt der Therapeut eine Taste, und der Fixationspunkt 1 verschwindet. Gleichzeitig erscheint rechts daneben der Fixationspunkt 2. Der Proband führt einen Blicksprung zum Fixationspunkt 2 aus. Nachdem der Blicksprung erfolgt ist (wir nehmen wieder eine dafür benötigte Zeit von 350 Millisekunden an), erscheint ein Wort, innerhalb dessen der Fixationspunkt 2 liegt. Jetzt können wir feststellen, wie lange das Wort, innerhalb dessen der Fixationspunkt 2 liegt, geboten werden muß, damit es richtig erkannt wird. Stört der visuelle Eindruck eines vor dem Blicksprung gesehenen Wortes das Erkennen eines nach dem Blicksprung gesehenen Wortes, so muß das nach dem Blicksprung gesehene Wort länger dargeboten werden als im ersten Teil des Tests. Im ersten Teil des Tests wurde vor dem Blicksprung nur der Fixationspunkt 1 (ohne Wort) gesehen. Diese Zeit, die zum Erkennen des nach dem Blicksprung gesehenen Wortes benötigt wird, kann jetzt ermittelt werden. Dieses Testverfahren kann in mehrerer Hinsicht modifiziert und komplexer gestaltet werden. Für die Praxis reicht die hier beschriebene Variante jedoch aus.

Übung: Zeigt sich, daß das nach dem Blicksprung gesehene Wort zu lange dargeboten werden muß, um ein flüssiges Lesen zu erlauben (die Zeit sollte unter 500 Millisekunden liegen), so können wir versuchen, die benötigte Darbietungszeit durch gezielte Übung zu verbessern. Dazu bieten sich zwei Vorgehensweisen an. Man kann das vor dem Blicksprung gezeigte Wort zunächst nur sehr schwach (d. h. mit einem sehr geringen Kontrast) darstellen, so daß es nur einen schwachen visuellen Eindruck hinterläßt und nur einen geringen Störeinfluß ausübt. Im Laufe der Übung kann man die Deutlichkeit des Wortes Schritt um Schritt erhöhen. So kann der Proband üben, zunächst nur schwache, dann zunehmend stärkere Störeinflüsse zu unterdrücken.

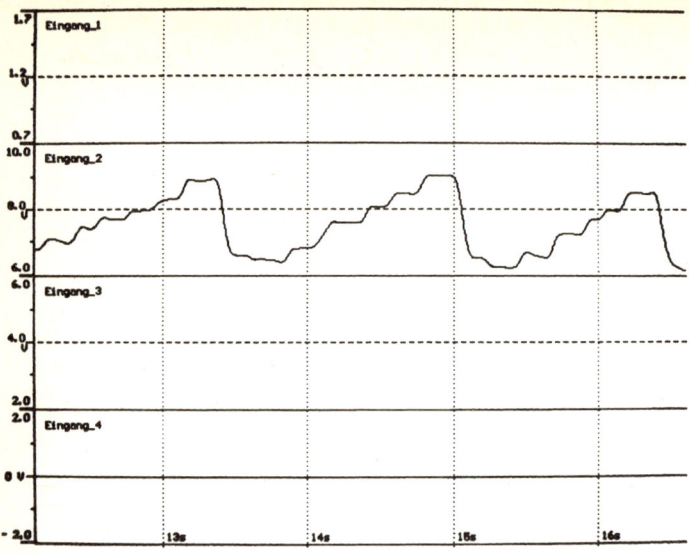

Abb. 9: Die Abbildung zeigt die Darstellung der Augenbewegungen eines erwachsenen guten Lesers, wie sie bei einer Registrierung der Augenbewegungen mittels eines Infrarot-Augenbewegungsmeßsystems (IRIS) dargestellt werden. Die Länge einer horizontalen Linie zeigt an. daß die Augen während einer bestimmten Zeit nicht bewegt wurden, beim Lesen also fixiert wurde. Eine nach oben verlaufende Linie zeigt eine Augenbewegung nach rechts an. Die Höhe dieser Linie repräsentiert die Größe (Amplitude)

Eine zweite Vorgehensweise besteht darin, die Zeit, in der das Wort nach Beendigung des Blicksprungs dargeboten wird, zunächst so großzügig zu bemessen, daß dieses gerade noch erkannt werden kann. Im Laufe der Übung wird die Darbietungszeit dieses nach dem Blicksprung gebotenen Wortes dann Schritt um Schritt (z. B. um jeweils 20 Millisekunden) verkürzt. Der Proband soll auf diese Weise üben, den Störeinfluß des vor dem Blicksprung gesehenen Wortes zu unterdrücken und das nach dem Blicksprung gesehene Wort zunehmend schneller zu erkennen.

Das „Zentrum" des Auges mag nach einem Blicksprung in dem oben angeführten Beispiel des Wortes *Garten* auf das *r* oder das *t* zu liegen kommen. Gesehen wird jedoch das ganze Wort. Diese sechs Buchstaben können gleichzeitig erkannt werden, während die Au-

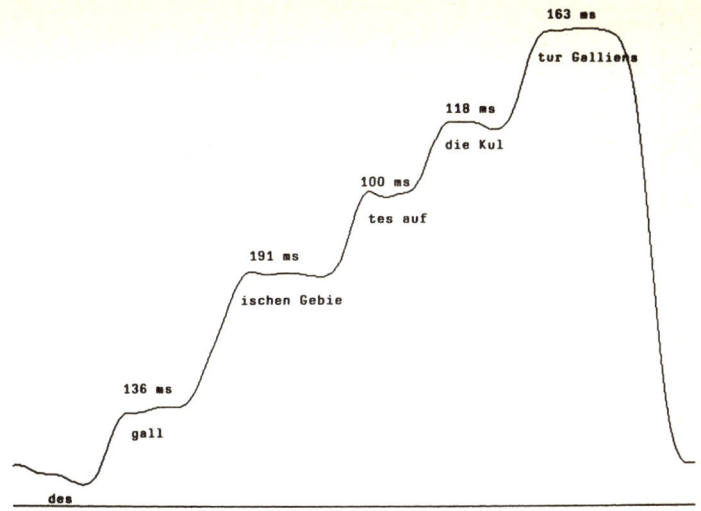

des Blicksprungs. Durch eine Abfolge von Fixationsphasen und Blicksprüngen beim Lesen entsteht eine stufenförmige Linie. Ist der Leser am Ende einer Zeile angekommen, so springen die Augen zum Anfang der neuen Zeile zurück. Dies wird durch die langen abfallenden Linien am Ende jeder „Treppe" angezeigt (linke Abbildung). In der rechten Abbildung ist auf jeder Stufe die Länge der Fixationszeit eingetragen.

gen bewegungslos verharren. Ist das Wort erkannt, so erfolgt ein Blicksprung zum nächsten Wort. Die Augen bleiben daraufhin bewegungslos, bis auch die Buchstaben dieses Wortes erkannt wurden, und leiten anschließend den nächsten Blicksprung ein und so fort. Das Lesen besteht also aus einer Abfolge von Phasen, während derer die Augen stillstehen (*Fixationsphasen*), wobei mehrere Buchstaben gleichzeitig erkannt werden, und Blicksprüngen (*Sakkaden*). Abbildung 9 zeigt die Darstellung der Augenbewegungen eines guten Lesers.

Schon seit Beginn der Erforschung der Augenbewegungen von normalen Lesern und „Legasthenikern" wird die Frage, ob unangemessene Augenbewegungen die Ursache oder die Folge von Lesestörungen sind, kontrovers diskutiert. Während manche Autoren in den sakkadischen Augenbewegungen einen Schlüssel zum Verständnis der Legasthenie sehen und in Störungen der Sakkaden bereits eine Möglichkeit der Frühdiagnose zu erkennen glauben,[45] messen andere Autoren[46] der Untersuchung von Sakkaden bei Legasthenikern keinerlei diagnostische Bedeutung bei. Wir werden uns keiner der beiden Auffassungen in dieser Form anschließen. Es sind nämlich nicht die Augenbewegungen selbst, die eine Lesestörung hervorrufen. Zu einer Lesestörung kommt es vielmehr erst dann, wenn die Augenbewegungen nicht richtig auf andere Leistungen, die wir zum Lesen benötigen, abgestimmt sind.

9.2 Falsche Berechnung der Fixationszeit

Die Steuerung der Augenbewegungen beim Lesen ist eine außerordentlich komplexe Aufgabe. Das Gehirn muß wissen, wieviel Zeit benötigt wird, um die Buchstaben eines Wortes gleichzeitig zu erkennen, wann der nächste Blicksprung beginnen kann und wie groß dieser sein muß. Wie lange jede Fixationsphase andauern muß, ist von dem Schwierigkeitsgrad des Textes und von der Fähigkeit des Lesers abhängig, mehrere Buchstaben innerhalb einer Fixationsphase zu erkennen. Die Strukturen des Gehirns, die die Augenbewegungen steuern, müssen die Fixationszeit so lange ausdehnen, bis die gleichzeitig zu lesenden Buchstaben sicher erkannt sind. Untersuchungen zeigen, daß bei normalen Lesern die Dauer einer jeden Fixation dem Informationsgehalt der während einer Fixation gelesenen Textstelle angepaßt wird. Wörter, die Unregelmäßigkeiten aufweisen (z. B. falsch geschriebene Wörter), werden z. B. länger fixiert als reguläre Wörter. Auch werden mehr Blicksprünge innerhalb unregelmäßiger Wörter ausgeführt.[47]

Fixationszeit und zum Erkennen benötigte Zeit sind bei sehr vielen Kindern nicht genügend aufeinander abgestimmt. Da das Augenbewegungssystem des Gehirns den Hirnstrukturen, die das Sehen und Erkennen der Buchstaben bewerkstelligen, nicht genügend Zeit zum Erkennen lassen, sind der Wahrnehmungsprozeß, der Erkennungsprozeß, der Prozeß der Speicherung oder des Abrufs unvollkommen und fehlerhaft. Teile des zu lesenden Wortes werden oft erkannt, und die nicht erkannten Teile des Wortes werden erraten. Die Kinder lassen Wortanfänge und Wortendungen häufig weg, verändern sie oder lesen Wörter, die nicht da stehen. Sie lesen in typischer Weise auch einzeln dargebotene kurze Wörter wie *die, sie, wie, schon, schön, war, wann, wenn* usw. falsch, obwohl sie bei etwas längerer Fixationszeit alle Buchstaben eines solchen Wortes gleichzeitig erkennen können. Dennoch sind die Kinder überzeugt, daß sie die Wörter richtig gelesen haben. Die Berechnung der Zeit, die ein Wort oder ein Wortteil fixiert werden muß, um richtig erkannt zu werden, ist eine automatische, d.h. während des Lesens meist nicht willentlich gesteuerte Leistung unseres Gehirns. Bei manchen Lesestörungen wird die zum Erkennen der Wörter oder Wortteile benötigte Fixationszeit falsch bemessen und die Fixation deshalb zu früh abgebrochen. Dies geschieht deshalb, weil falsch bewertet wird, ob das soeben anfixierte Wortsegment oder das soeben fixierte Wort genau genug erkannt wurde. Das Gehirn hält ein Wortsegment oder ein Wort für erkannt, obwohl der Erkennensprozeß noch nicht abgeschlossen ist und noch etwas mehr Zeit benötigt wird.

Es ist gelegentlich zu beobachten, daß Kinder, deren Fixationszeiten beim Lesen zu kurz sind, gerade sehr einfache, kurze Wörter mit hohem Bekanntheitsgrad nicht lange genug fixieren. Im Fall mehrerer Patienten des Autors ging diese Störung so weit, daß schwierige Texte sogar ganz normal gelesen wurden, wohingegen sich die Fehler in einfachen deutschen Texten häuften.

Das zu frühe Wegbewegen der Augen vom fixierten Wort oder Wortsegment behindert das Lesen jedoch nicht allein dadurch, daß die graphische Gestalt der Buchstabenfolge nicht hinreichend genau gesehen wurde. Wie bereits beschrieben wurde (Abschnitt 7.4), kann auch der Abruf der zu einer Silbe oder einem Wort gehörenden Lautfolge aus dem Gedächtnis durch einen länger andauernden Seheindruck gestört werden. Mindestens ebenso stark ist das Störpotential eines neu auftauchenden visuellen Reizes. Wurde ein Wortsegment oder ein Wort innerhalb einer Fixationsphase gesehen, so muß die dazugehörende Lautfolge aus dem Gedächtnis abgerufen werden. Erfolgt der Blicksprung, noch bevor die zu dem bereits gesehenen Wort gehörende Buchstabenfolge aus dem Gedächtnis abgerufen wurde, so wird durch den Blicksprung das nächste Wort oder Wortsegment in das Zentrum des Gesichtsfeldes verschoben, um visuell analysiert zu werden. Taucht nun das nächste Wort oder Wortsegment im Zentrum des Gesichtsfeldes (der Fovea) auf, so beginnt dessen visuelle Analyse. Erfolgte der Blicksprung zu früh, so beginnt die visuelle Analyse des soeben in die Fovea verschobenen Wortsegments, bereits bevor die Lautfolge zu dem zuletzt gesehenen Wort vollständig aus dem Gedächtnis abgerufen wurde. Damit kann der Abruf dieser Lautfolge durch die zu früh beginnende visuelle Analyse des neu in die Fovea verschobenen Wortsegments gestört werden. Das Gehirn des Lesers kann durch die gleichzeitige Lösung beider Aufgaben überfordert sein. Das Lesen gelingt nur dann, wenn kein neues Wortsegment durch einen Blicksprung in das Zentrum des Gesichtsfeldes verschoben wird und das Gehirn damit nicht zu einer Analyse des neu Gesehenen veranlaßt wird. Die Länge der Fixationszeit muß auch die Zeit berücksichtigen, die zum Abruf einer Lautfolge benötigt wird, bevor das nächste Wortsegment durch einen Blicksprung in das Zentrum des Gesichtsfeldes verschoben werden darf.

Auch die Speicherung einer im Gedächtnis aufgerufenen Lautfolge oder Bedeutung kann durch die verfrühte visuelle Analyse gestört werden. Dann kann ein Leser sich beim Lesen eines Wortsegments schon nicht mehr daran erinnern, welches Wort oder Wortsegment er davor gelesen hat. Deshalb muß in die Dauer der Fixation auch die Zeit einbezogen werden, die das Abrufen und die Speicherung von Lautfolge und Bedeutung soeben gesehener Wörter erfordern, bevor eine Augenbewegung das nächste Wortsegment oder Wort in die Fovea verschiebt.

Anstatt zu kurzer Fixationszeiten kann auch die entgegengesetzte Störung auftreten. Es ist nämlich auch möglich, daß die Fixationszeit zu lang ist, weil angenommen wird, der Erkennensprozeß benötige noch etwas Zeit, obwohl er in Wirklichkeit längst abgeschlossen ist. Das führt nicht zu Lesefehlern, sondern lediglich zu einem langsamen Lesen, was in der Regel allerdings nicht therapiebedürftig ist. Therapeutisch sollte erst dann eingegriffen werden, wenn die Kinder regelrecht bei einem Wort verharren und nicht weiterkommen, obwohl sie bei kürzeren Fixationszeiten durchaus fehlerlos lesen könnten. Auch hier kann das Problem darin bestehen, daß falsch bewertet wird, ob die Fixationszeit wirklich ausreiche, um das Wort richtig zu erkennen.

Nachdem die ohnehin schon lange Fixationszeit beendet wurde und das Kind mit den Augen zum nächsten zu lesenden Wort oder Wortteil gesprungen ist, bewegen die Augen sich manchmal wieder nach links, um das bereits richtig gelesene Wort noch einmal zu fixieren und nachzuprüfen, ob dieses Wort wirklich richtig gelesen wurde. Dieses immer wieder erneute Fixieren des bereits Gelesenen nennt man *Regression*. Regressionen treten auch bei normalen Lesern auf und können hier sogar etwa 15 % der Augenbewegungen ausmachen. Bei Kindern mit Lesestörungen sind sie jedoch weitaus häufiger. Regressionen können bei Kindern, deren Fixationszeiten zu kurz sind, immer wieder auftreten. Erst nachdem die Fixation bereits abgebrochen wurde, stellen sie fest, daß die Fixationszeit möglicherweise zu kurz war. Feststellen können sie dies entweder durch die – in diesem Fall etwas verspätete – automatische Bewertung der Länge der Fixationszeit oder dadurch, daß das anschließend gelesene Wortsegment oder Wort nicht zu dem zuvor gelesenen paßt. Es ist nicht auszuschließen, daß das immer wieder erneute Kontrollieren bereits richtig gelesener Wörter durch Regressionen auch einmal im Rahmen einer Zwangsstörung auftritt, bei der grundsätzlich abgelaufene Handlungen immer wieder zwanghaft kontrolliert werden müssen. Regressionen können folglich auf ganz unterschiedlichen Mechanismen beruhen. Wie die zu kurzen Fixationszeiten zu beheben sind, wird in Abschnitt 9.7 beschrieben.

9.3 Falsch bemessene Blicksprunggröße

Oft kommt noch hinzu, daß die Blicksprünge zu groß bemessen sind, so groß, daß kleinere Wörter oder, im Falle längerer Wörter, Wortteile völlig übersprungen und deshalb nicht gesehen werden.

Damit ist folgendes gemeint: Wie bereits dargelegt wurde, ist das menschliche Auge so konstruiert, daß es nur in einem kleinen Bereich in seinem Zentrum scharf sehen kann. Was außerhalb dieses Zentrums liegt, kann nur noch verschwommen wahrgenommen werden. Der Außenbereich des Auges kann jedoch sehr wohl entdecken, daß sich etwas außerhalb des Zentrums befindet. Auch Bewegungen können hier besonders gut wahrgenommen werden. Taucht ein Objekt in der Peripherie des Gesichtsfeldes auf, so kann dies festgestellt werden, und das Gehirn leitet einen Blicksprung (*Sakkade*) ein. Durch die Sakkade wird der in der Peripherie des Gesichtsfeldes entdeckte Reiz in das Gesichtsfeldzentrum verschoben. Erst hier kann er scharf gesehen, genau analysiert und erkannt werden.

Manche Reize, und dazu gehören auch längere Wörter, sind so

groß, daß sie über den scharf sehenden Bereich des Auges hinausreichen. Dann müssen mehrere Blicksprünge ausgeführt werden, um nacheinander Teile des genau zu betrachtenden Reizes in den Bereich schärfsten Sehens zu verschieben. Offenbar kann die Größe eines auszuführenden Blicksprunges beim Lesen auch durch außerhalb der Fovea (der Stelle schärfsten Sehens) wahrgenommene Eigenschaften des anschließend zu lesenden Wortteils mitbestimmt werden.[48] Sind die Blicksprünge beim Lesen eines längeren Wortes zu groß bemessen, so wird z. B., nachdem das erste Drittel eines Wortes in das scharf sehende Zentrum des Auges verschoben und erkannt wurde, anschließend das letzte Drittel in das scharf sehende Zentrum verschoben. Der mittlere Teil des Wortes wurde schlichtweg übersprungen und konnte auch nicht scharf gesehen werden. Es wurde bereits erwähnt, daß der mittlere Teil des Wortes nicht gesehen werden kann, während das Auge über diesen hinwegspringt. Der Grund liegt darin, daß die Sehleistung gehemmt wird, während die Augen einen Blicksprung ausführen.[49] Welche Buchstaben sich im mittleren Teil des Wortes befinden, wird deshalb nicht gesehen, sondern wird erraten oder ausgelassen. Die Eltern klagen typischerweise, das Kind schaue einfach nicht hin und phantasiere beim Lesen.

Registriert man die Augenbewegungen einer langsam lesenden Person, so findet man lange Fixationszeiten und eine Tendenz zu kleineren Blicksprüngen. Schnelles Lesen zeichnet sich hingegen durch kurze Fixationszeiten und große Blicksprünge aus. Treibt man Kinder zu schnellem Lesen an, so versuchen sie, den Anforderungen des schnellen Lesens dadurch zu genügen, daß sie nur kurz hinschauen (d. h. die Fixationszeiten abkürzen) und die Blicksprünge vergrößern, und zwar oft derart, daß sie Wortteile oder ganze Wörter überspringen. Die Fixationszeiten werden bei manchen Kindern zu kurz, um die zu lesenden Wortsegmente noch richtig zu erkennen. Das Ergebnis ist eine Lesestörung. Auf diese Weise kann man Kindern eine Lesestörung regelrecht antrainieren, wenn man sie zu schnellem Lesen antreibt.

Es ist deshalb dringend davon abzuraten, von den Kindern zu fordern, möglichst schnell zu lesen. Die für ein Kind noch zuträgliche Lesegeschwindigkeit ist jeweils auszuloten, und die Lesegeschwindigkeit ist nur mit größter Vorsicht zu erhöhen. Das folgende Beispiel ist eine Leseprobe eines 9jährigen Jungen, der aufgrund zu kurzer Fixationszeiten und zu großer Blicksprünge an einer gravierenden Lesestörung litt. Da er aufgrund zu kurzer Fixationszeiten und zu großer Blicksprünge nur Teile der zu lesenden Wörter erkannte, erriet er, wie die Wörter heißen könnten. Infolgedessen war der Text weitgehend entstellt (die falsch gelesenen Wörter sind unterstrichen).

Der __Pólot__ zeigt uns im Tiefflug den __Reipung__ der afrikanische Tierwelt in der __ungeheuotrie Stormaladschaft__. Wir entdeckten einsame Nashörner im __hohlen Schiff__; Flußpferde spielten mit ihren Jungen __mit__ im Wasser. Elefanten __fechten__ aufgeregt mit Ohren und __Schwanz__.

Zu kurze Fixationszeiten und zu große Blicksprünge müssen nicht unweigerlich dazu führen, daß der gelesene Text weitgehend erraten wird und mit Fehlern durchsetzt ist. Ist diese Art der Leseschwäche leichter ausgeprägt, so werden zunächst einige Wörter korrekt gelesen. Meist sind dies kürzere, häufig verwendete Wörter, die den LeserInnen besonders geläufig sind. Sie sind trotz der kurzen Fixationszeiten und großen Blicksprünge noch zu erkennen. Tritt nun ein Wort mit einem geringeren Bekanntheitsgrad auf oder handelt es sich um ein etwas längeres Wort, das der Leser nur dann erkennen kann, wenn er etwas längere Fixationszeiten und kleinere Blicksprünge ausführt, als bei den davor gelesenen leichteren Wörtern nötig waren, so gelingt der Erkennensprozeß nur noch unvollkommen oder gar nicht mehr. Oft wird den LeserInnen, noch bevor das Wort ausgesprochen ist, bewußt, daß das Wort nicht vollständig erkannt wurde. Erst jetzt merken die beteiligten Strukturen des Gehirns, daß bei diesem Wort längere Fixationszeiten und kleinere Blicksprünge notwendig sind. Der Lesefluß gerät ins Stocken, der Blick wird erneut zum Anfang des Wortes gelenkt, und das Wort wird jetzt korrekt gelesen. Anschließend folgen wieder sehr kurze Fixationszeiten und kleine Blicksprünge, bis die LeserInnen beim nächsten Wort „hängenbleiben", das längere Fixationszeiten und kleinere Blicksprünge erfordert. Die Länge der Fixationszeiten und die Größe der Blicksprünge dieser LeserInnen bewegt sich andauernd im Grenzbereich, der das Erkennen einfacherer Wörter gerade noch erlaubt. Etwas weniger geläufige Wörter oder etwas längere Wörter werden jedoch nicht mehr korrekt erkannt. Manche LeserInnen erraten diese Wörter einfach, andere werden, noch bevor sie das Wort ausgesprochen haben oder während sie das Wort aussprechen, unsicher, brechen das Aussprechen des Wortes ab, beginnen, das Wort erneut zu lesen. Es entsteht das Bild eines Lesevorgangs, der für einige Wörter mit normaler Geschwindigkeit abläuft, dann ins Stocken gerät, sich erneut für einige Wörter mit normaler Geschwindigkeit fortsetzt, erneut stockt usw.

Eine unsystematische Abfolge von Augenbewegungen rief bei einem 12jährigen Jungen, den der Autor untersuchte, eine zunächst unerklärliche Lesestörung hervor. Die Mutter berichtete, daß der Junge nicht einmal seine Texte für die Schule richtig lesen könne. Was er las, war so mit Fehlern überfüllt, daß er den Text nicht mehr verstehen konnte und die Mutter bat, ihm vorzulesen. Den vorgelesenen Text verstand er hingegen mühelos. Das Besondere an dieser Lesestörung war, daß das Lesen englischsprachiger Texte dem Jungen keinerlei Probleme bereitete. Dies war um so erstaunlicher, als er Englisch als erste Fremdsprache erlernte und englische Texte für ihn deutlich schwerer zu lesen waren als ein Text in seiner Muttersprache. Auch in der Untersuchung häuften sich die Fehler beim Lesen altersgemäßer Texte. Bot man ihm hingegen schwere Texte an, in der sich ihm unbekannte Fremdwörter aneinanderreihten, so las er diese unvergleichlich besser. Des Rätsels Lösung lag darin, daß er glaubte, leicht lesbare Texte eher überfliegen zu können als schwierige Texte. Dieses *Überfliegen* äußerte sich in zu kurzen Fixationszeiten und zu großen Blicksprüngen. Viele Wörter wurden dadurch nur rudimentär erkannt. Was nicht erkannt wurde, ersetzte der Junge durch Produkte seiner Phantasie, wodurch er den Text bis zur Unkenntlichkeit entstellte. Handelte es sich jedoch um schwierige, unbekannte Wörter, so wechselte der Junge die Augenbewegungsstrategie automatisch. Er fixierte Silbe um Silbe ausreichend lange und führte nur kleine Blicksprünge aus. Dadurch konnte er jeden fixierten Teil der Wörter genau erkennen und übersprang weder Silben noch Buchstaben des anspruchsvollen Textes. Und ebendies tat er auch im Englischen. Es waren somit nur unterschiedliche Blickstrategien, die bei altersgemäßen und leichten Texten eine dramatische Lesestörung verursachten und ihn schwierige Texte richtig lesen ließen.

9.4 Lesestörungen als Ausdruck unangepaßter Augenbewegungen bei Hyperaktivität

Bei einer *Hyperaktivitätsstörung* handelt es sich um eine in der Kindheit beginnende Störung, die unter anderem gekennzeichnet ist durch überaktives Verhalten, erhöhte Unaufmerksamkeit und Impulsivität. Zu den diagnostischen Kriterien gehörten z. B. häufiger Wechsel zwischen verschiedenen Aktivitäten, übermäßig hohe Ablenkbarkeit z. B. beim Lesen, anhaltende motorische Unruhe,[50] das Zappeln mit Händen oder Füßen, eine Handlungsweise, als wäre das Kind getrieben, die Schwierigkeit zu warten, bis man an der Reihe ist, das Herausplatzen mit Antworten, bevor die Frage zu Ende gestellt ist.[51]

Kinder, die als *hyperaktiv* diagnostiziert wurden, zeigen in Aufgaben, in denen sie einen Reiz fixieren müssen, oft kürzere Fixationszeiten und häufiger abweichende Augenbewegungen als normale Kinder.[52] Abbildung 10 zeigt die Augenbewegung eines hyperaktiven 8jährigen Jungen mit einer ausgeprägten Lesestörung, während er einen unbewegten Punkt fixieren sollte und während der Aufgabe, einen horizontal bewegten Punkt mit den Augen zu verfolgen. Diese zu kurzen Fixationszeiten sind somit Ausdruck einer Störung, die nicht das „Fixationssystem" allein betrifft.

Für Kinder mit der Diagnose einer Hyperaktivität ist es typisch, daß sie nicht warten können. Sie können nicht warten, bis jemand eine Frage vollständig gestellt hat, sondern platzen zu früh mit der Antwort heraus. Sie können nicht warten, bis sie in einem Spiel an der Reihe sind, sondern platzen ins Spiel hinein. Dieses Nichtwartenkönnen zeigt sich auch beim Lesen. Die Kinder können nicht warten, bis die gerade zu lesende Textstelle sicher erkannt ist, sondern springen gleich zur nächsten Textstelle.

Hyperaktive Personen zeigen gegenüber nicht Hyperaktiven in vielen Bereichen eine gesteigerte *Impulsivität*.[53] Im Fall hyperaktiver Kinder sind zu kurze Fixationszeiten oft Ausdruck dieser erhöhten „Impulsivität", die sich auch in den Augenbewegungen wiederfindet. Unter *Impulsivität* ist dabei eine Neigung zu Reaktionen zu verstehen, die zu schnell auf ein Ereignis, auf das reagiert werden soll, erfolgen. Mitbedingt durch die sehr kurzen Reaktionszeiten sind die Reaktionen oft fehlerhaft. Diese voreiligen, oftmals falschen Reaktionen wurden als Folge einer mangelnden Impulskontrolle interpretiert.[54]

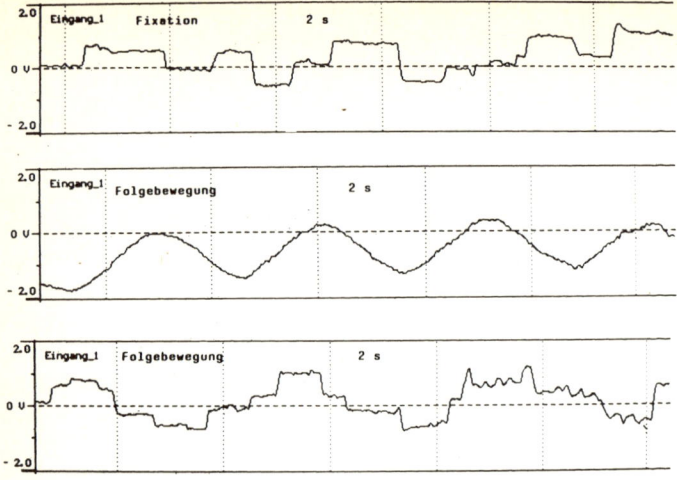

Abb. 10: Die Abbildung zeigt die Augenbewegung eines hyperaktiven 8jährigen Jungen mit einer ausgeprägten Lesestörung, während er einen unbewegten Punkt fixieren sollte (Abbildung oben) und während der Aufgabe, einen horizontal bewegten Punkt mit den Augen zu verfolgen (Abbildung unten). Die konstante Fixation eines unbewegten Punktes hätte sich in einer geraden horizontalen Linie ausgedrückt. Die konstante Fixation eines horizontal hin und her bewegenden Punktes durch einen gleichaltrigen gut fixierenden Jungen stellt sich als wellenförmige Linie dar (mittlere Abbildung). In den oberen und unteren Abbildungen treten jedoch zahlreiche stufenartige Linien auf. Sie entsprechen vom zu fixierenden Reiz abweichenden Blicksprüngen nach rechts (nach oben verlaufende Linien) und nach links (nach unten verlaufende Linien).

Dabei läßt sich die mangelnde Impulskontrolle nicht als einzige Ursache für die zu kurzen Fixationszeiten ansehen. Zu einer verminderten Kontrolle eines normal starken Impulses tritt oft ein gegenüber normalen Kindern erheblich gesteigerter Impuls, bei dem auch normal entwickelte Kontrollmechanismen versagen. Das Fixationssystem ist bei vielen Kindern Impulsen ausgesetzt, die sich auch in anderen Situationen bemerkbar machen können und z. B. als *Ungeduld,* als ein *Nichtwartenkönnen* zum Vorschein kommen. Es handelt sich folglich um gesteigerte Impulse und/oder um eine verminderte Impulskontrolle in vielen Bereichen, die auch die Systeme zur Steuerung der Fixation betreffen.

Das *Nichtwartenkönnen* kann sich auch dadurch auf das Lesen auswirken, daß die Kinder nicht warten können, wie sich der Inhalt eines soeben gelesenen Textes fortsetzt. Sie haben nicht die Ruhe zu warten, wie der Inhalt des Textes sich Schritt für Schritt vervollständigt, indem der Text in angemessener Geschwindigkeit gelesen wird. Die Kinder hasten der Fortsetzung des Textes entgegen und versuchen so, möglichst schnell den folgenden Inhalt des Textes zu erfahren. Dies ist etwa der Beobachtung nicht hyperaktiver LeserInnen an sich selbst vergleichbar, wenn sie es kaum erwarten können, den Inhalt eines ganz wichtigen Textes zu erfahren. Dabei kann es auch sonst normalen LeserInnen passieren, daß sie über den Text hasten und manches völlig übersehen. Auch hier ist es der Drang, so schnell wie möglich im Text fortzufahren, der die Fixationszeiten in unangemessener Weise abkürzt und die Blicksprünge größer bemißt, als es der Fähigkeit zur Wortsegment- oder Worterkennung entspricht. Diese Art des Lesens wollen wir als *hyperaktives Textverfolgen* bezeichnen. Eine Darstellung der therapeutischen Maßnahmen findet sich in Abschnitt 9.8.

9.5 Die Bedeutung ablenkender Reize

In vielen Fällen sind es ablenkende Reize, denen Kinder, auch wenn sie nicht als hyperaktiv diagnostiziert wurden, nicht widerstehen können und die die Augen immer wieder weg vom Fixationspunkt, in Richtung dieser Reize lenken. Fehlen solche ablenkenden Reize, so ist die Fixation oft stabil. Die Buchstaben, die sich links und rechts von den in einer Fixationsphase gerade zu lesenden Buchstaben befinden, können solch störende Reize sein, die die Augen wie magnetisch weiterziehen. Dabei wird der Blick jedoch hauptsächlich nach rechts, also in die Richtung gezogen, in der der Text gelesen werden soll. Es ist also nicht nur die Anwesenheit der ablenkenden Buchstaben, die den Blick zu frühzeitig von der Fixation abzieht, sondern auch der dem Gehirn durch die Aufgabe, einen Text von links nach rechts zu lesen, vorgegebene „Augenbewegungsplan". Er läßt es zu, daß die Augen in jeder Fixationsphase zu früh wegspringen, d. h., bevor die zu lesenden Wörter oder Wortsegmente erkannt wurden. Abbildung 11 zeigt die Augenbewegungen eines Kindes beim Lesen, die nach rechts abgelenkt werden, jedoch wieder zum vorher korrekt fixierten Wortsegment zurückkehren.

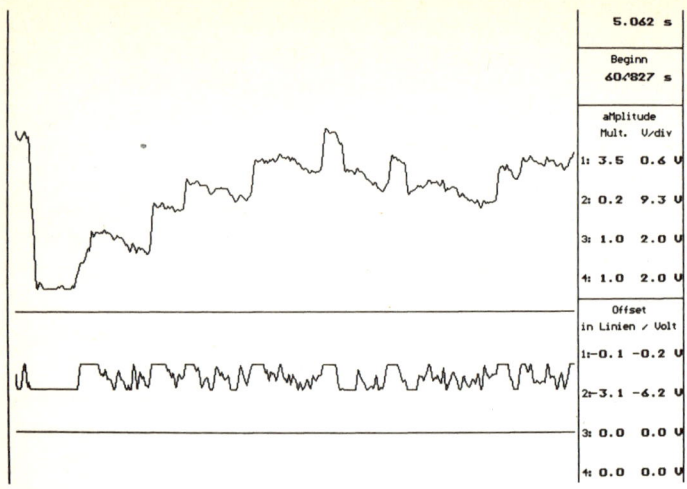

Abb. 11: Die Abbildung zeigt die Augenbewegungen eines Kindes beim Lesen, das zweimal einen Blicksprung nach rechts ausführt, jedoch unmittelbar wieder zum vorher fixierten Wortsegment zurückkehrt. Dies zeigt sich in den „Spitzen", die nach oben aus dem Augenbewegungsmuster ragen.

Das therapeutische Vorgehen im Falle dieser Lesestörung wird im Abschnitt 9.7 beschrieben.

9.6 Lesestörungen als Folge eines Koordinationsproblems

Daß die Fixationszeit zu kurz ist, bedeutet, daß die Länge der vom „Augenbewegungssystem" tatsächlich zur Verfügung gestellten Fixationszeit kürzer ist als die zum Erkennen benötigte Fixationszeit. Es handelt sich also um eine mangelnde Anpassung des „Systems zur Steuerung der Augenbewegungen" an die tatsächliche Leistung des „Systems zum Texterkennen". Bei der Abfolge von Fixationsphasen, während derer die Augen unbeweglich auf ein Wort oder einen Wortteil gerichtet sind, und Blicksprüngen kommt es folglich nicht darauf an, daß die Länge der Fixationsphasen und die Größe der Blicksprünge einer Norm entsprechen, wie sie in Untersuchungen an normalen Lesern gewonnen wurde. Um fehlerfrei zu lesen, müssen Fixationszeiten und Augenbewegungen sich nicht im Rahmen dessen bewegen, wie ein normaler Leser liest. Die

Länge der Fixationsphasen und die Größe der Blicksprünge müssen statt dessen der individuellen Fähigkeit angepaßt sein, mehrere Buchstaben gleichzeitig zu erkennen, d. h. der Fähigkeit eines jeden Lesers zur *Simultanerkennung einer Buchstabenfolge*. Sie muß außerdem die zum Abruf der Lautfolge, die der Buchstabenverbindung entspricht, benötigte Zeit berücksichtigen (vgl. Abschnitt 9.2). Wenn jemand im Schnitt z. B. 200 Millisekunden benötigt, um gleichzeitig fünf Buchstaben zu erkennen, so können seine Fixationszeiten um 300 Millisekunden kürzer sein als die Fixationszeiten einer Person, die im Mittel 500 Millisekunden benötigt, um drei Buchstaben zu erkennen. Die Blicksprünge der ersten Person können außerdem größer sein als die Blicksprünge der zweiten Person. Da die erste Person mehr Buchstaben auf einmal erkennt als die zweite Person, ist der Weg vom anfixierten Mittelpunkt der soeben gelesenen fünf Buchstaben bis zum Mittelpunkt der anschließend zu lesenden fünf Buchstaben weiter, als wenn nur jeweils drei Buchstaben erkannt werden können. Wer mehr Buchstaben auf einmal erkennen kann, kann auch größere Blicksprünge ausführen als jemand, der weniger Buchstaben zu erkennen imstande ist. Die erste Person wird aufgrund der kürzeren Fixationsphasen und der größeren Blicksprünge schneller lesen als die zweite Person. Aber beide werden möglicherweise fehlerlos lesen.

Wie man daran erkennt, darf eine Diagnostik von Lesestörungen sich nicht allein an Augenbewegungen orientieren. Diese sind immer im Zusammenhang mit der Zeit zu sehen, die eine Person zum Erkennen mehrerer Buchstaben benötigt, und mit der Anzahl der Buchstaben, die eine Person in dieser Zeit erkennen kann. Diese Leistungen, die Länge der Fixationsphasen und die Größe der Blicksprünge, müssen zusammenpassen. Augenbewegungen unabhängig von der Zeit, die eine Person zum Erkennen von Wortsegmenten oder Wörtern benötigt, beurteilen zu wollen wäre so, als würde man allein durch das Messen der Geschwindigkeit eines Autos beurteilen wollen, ob es zu schnell oder zu langsam fährt. Dies hängt von der Verkehrssituation, dem Zustand des Fahrzeugs und der Fähigkeit des Fahrers ab, die jeweilige Verkehrssituation zu meistern. Ob eine Fixationszeit zu lang oder zu kurz ist, hängt dementsprechend von der Fähigkeit des Lesenden zum Erkennen von Wortsegmenten und von dem Schwierigkeitsgrad des zu lesenden Textes ab. Es macht deshalb wenig Sinn, nur

Fixationszeiten oder Blicksprunggröße zu messen, ohne sie in Zusammenhang mit der Fähigkeit zu stellen, Wortsegmente zu erkennen.

Motorische Augenbewegungsstörungen beeinträchtigen das Lesen nur dann, wenn keine angemessenen Fixationszeiten mehr eingehalten werden können und wenn keine adäquaten Blicksprünge mehr möglich sind. Allein die Gegenwart einer motorischen Augenbewegungsstörung erlaubt noch nicht den Schluß, diese sei bereits die Ursache für eine gleichzeitig bestehende Lesestörung. Selbst wenn keine horizontalen Augenbewegungen ausgeführt werden können, sind fast normale Leseleistungen möglich.[55] Dann kann das Lesen trotzdem weitgehend ungestört sein, wenn die fehlenden Augenbewegungen durch entsprechende Kopfbewegungen ausgeglichen werden. Entscheidend dafür, daß eine Lesestörung auftritt, ist hier, ob der Erkennensfähigkeit angepaßte Fixationszeiten und Blicksprunggrößen eingehalten werden können.

> Es sind meist nicht die Länge der Fixationsphasen und nicht die Größe der Blicksprünge, die für sich Ursache einer Lesestörung sind. Lesestörungen kommen in der Regel zustande durch Abstimmungsfehler zwischen Fixationsphasen und Blicksprüngen auf der einen Seite und der Zeit, die zum simultanen Wahrnehmen und Erkennen von Buchstaben, Wortsegmenten oder Wörtern und zum Abruf der zugehörigen Lautfolgen aus dem Gedächtnis benötigt wird, auf der anderen Seite.

Solche Abstimmungsfehler können mehrere Ursachen haben. Als erstes stellt sich die Frage, ob ein Fehler in den Hirnstrukturen vorliegt, die die Fixation aufrechterhalten sollen. Eine solche Störung könnte verhindern, daß die zu lesenden Buchstaben ausreichend lange fixiert werden können.

Wir haben diese Frage an 50 leseschwachen Kindern eines mittleren Alters von 9,62 Jahren (Standardabweichung 1,5 Jahre) und normaler „Intelligenz" untersucht, die zufällig aus den Kindern ausgewählt wurden, die wegen einer verminderten Leseleistung überwiesen worden waren. Die Kinder fixierten einen schwarzen Punkt eines Durchmessers von 2,5 mm auf weißem Grund (Augenabstand 33 cm). Der Kopf der Kinder war durch eine Kinnstütze stabilisiert. Die Augenbewegungen wurden mittels eines

Infrarotaugenbewegungsmeßsystems registriert (IRIS-eye-tracker), in einem Computer gespeichert und anschließend ausgewertet.

Nur 14 % der Kinder hatten größere Schwierigkeiten, die Augen 3 Minuten auf einen unbewegten Punkt zu richten. Bei ihnen traten häufiger abweichende Blicksprünge einer Amplitude von mehr als 2 Bogengrad auf. Doch auch in einer Stichprobe von 40 normalen Lesern eines mittleren Alters von 8,9 Jahren (Standardabweichung 0,9 Jahre) befand sich eine ähnlich große Zahl von Kindern (12,5 %), bei denen abweichende Augenbewegungen der gleichen Amplitude mit gleicher Häufigkeit auftraten. Von allen anderen Kindern konnte der Punkt konstant fixiert werden (d. h., der Punkt wurde mindestens 10 Sekunden fixiert, bevor eine Sakkade, die größer als 2 Bogengrad war, auftrat). Nur drei Kinder zeigten so zahlreiche abweichende Sakkaden, wie sie bei normalen Lesern nicht auftraten. Zwei dieser Kinder erfüllten jedoch die Kriterien einer Hyperaktivitätsstörung (gemäß DSM 4). Nur wenn die leseschwachen Kinder einen horizontal bewegten Punkt mit glatten Augenbewegungen verfolgen sollten, traten bei 46 % während eines Bewegungszyklus des Reizes (von links nach rechts und rechts nach links) mindestens fünf abweichende Sakkaden einer Amplitude von mehr als 2 Bogengrad auf, was der mittleren Häufigkeit von einer Sakkade pro Sekunde entspricht. Andere Autoren[56] fanden, daß etwa 25 % ihrer schlechten Leser den Blick nicht so gut wie normale Leser auf einen sich bewegenden Reiz gerichtet lassen konnten und häufiger mit großen Blicksprüngen von diesem Reiz abwichen.

Zeigen solche einfachen Augenbewegungsuntersuchungen, daß in dieser Aufgabe eine Fixationsschwäche besteht, so besagt dies keineswegs, daß auch beim Lesen inadäquate Augenbewegungen auftreten müssen und daß die beim Lesen geforderten Augenbewegungen gestört sind. Die Untersuchung von Folgebewegungen ist nämlich eine Testsituation, die eine Fixation unter ganz anderen Bedingungen erfordert (nämlich wenn der Reiz bewegt wird) als das Lesen. Das Verfolgen eines bewegten Reizes mit glatten Augenbewegungen ist eine Aufgabe, die beim Lesen nicht verlangt wird. In unserer Studie zeigte sich in dieser Nicht-Lesesituation auch keine Fixationsstörung, die ausgeschlossen hätte, daß die Augen die zum Lesen notwendigen Fixationszeiten einhalten können. Es konnte (mit drei Ausnahmen) deutlich länger als die zum Lesen höchstens notwendigen 500 Millisekunden fixiert werden.

Das gleiche gilt für Tests zur Untersuchung der Fähigkeit, Blick-sprünge auszuführen. Außer drei Kindern waren alle 50 Kinder, die an der oben erwähnten Untersuchung teilnahmen, in der Lage, zwi-schen zwei Punkten gezielt hin und her zu schauen. Die erwähnten drei Kinder hatten jedoch Schwierigkeiten, den Punkt, zu dem die Augen soeben gesprungen waren, anschließend zu fixieren. Sobald die Augen den neuen Fixationspunkt erreicht hatten, bewegten sie sich weg zu einem anderen Blickziel.

Selbst wenn in unterschiedlichen anderen Nicht-Lesesituationen bei leseschwachen Probanden eine größere Neigung zur inkonstan-ten Fixation beobachtet werden sollte, bedeutet dies keineswegs, daß diese inkonstante Fixation in einem ursächlichen Zusammen-hang zur Lesestörung steht.

Gestaltet man die Augenbewegungsaufgaben in Nicht-Lesesitua-tionen zunehmend schwieriger, so findet man unter den leseschwa-chen Kindern auch zunehmend mehr Kinder, die in diesen Augen-bewegungsaufgaben nicht das Leistungsniveau normal lesender Kinder erreichen.[57] Denn leseschwache Kinder zeigen oftmals Auf-fälligkeiten in den unterschiedlichsten Bereichen.

Diese Auffälligkeiten müssen jedoch keinerlei Einfluß auf die Lesefähigkeit haben. Daß solche Auffälligkeiten in Nicht-Lese-situationen zutage treten, besagt nicht, daß sie die Ursache für eine verminderte Lesefähigkeit sind. Es kann sich dabei lediglich um ein Begleitsymptom einer Störung handeln, wobei dieses Begleitsym-ptom selbst das Lesen nicht behindert. Denn eine Abweichung der Augenbewegungen in Nicht-Lesesituationen ist nicht ohne weiteres auf das Lesen übertragbar.

In vielen Leistungstests mag sich zeigen, daß Kinder mit Lese-schwächen in einigen Aufgaben im Durchschnitt schlechter ab-schneiden als gut lesende Kinder. Ein solches Ergebnis ist sogar zu erwarten, wenn wir davon ausgehen, daß sich unter den leseschwa-chen Kindern ein höherer Anteil an Kindern mit Aufmerksam-keitsschwächen befindet als in der Gruppe der guten Leser. Auf-merksamkeitsschwächen wirken sich in zahlreichen Leistungen aus und treten auch in schwierigeren Augenbewegungstests zutage. Dies gilt besonders dann, wenn eine schnelle Reaktion verlangt wird, wie z. B. bei der Messung von Sakkadenlatenzen (i. e. die Zeit, die benötigt wird, bis auf ein Ereignis mit einem Blicksprung rea-giert wird). Ein schlechteres Abschneiden in solchen Leistungstests besagt aber keineswegs, daß eine Übung zur Verbesserung der Reaktionszeiten auch die Leseleistung verbesserte. Dies ist etwa so, als wolle man einem Kind, das in Mathematik nicht mitkommt, weil es sich im Unterricht nicht konzentriert und zeitweise gar nicht hinhört, was der Lehrer sagt, dadurch zu einem besseren Schüler machen, daß man das Kind trainiert, auf einen Reiz möglichst rasch eine Augenbewegung auszuführen. Das Kind mag in einer solchen Augenbewegungsaufgabe in der Tat schlechter abschneiden als seine Altersgenossen, weil es sich aufgrund einer Aufmerksamkeitsschwäche auch hier nur mäßig konzentriert. Selbst wenn es lernt, auf einen Reiz hin möglichst bald einen Blicksprung auszuführen, ist nicht zu erwarten, daß es deshalb im Mathematikunterricht besser aufpaßt.

Doch sogar wenn das Kind lernte, sich etwas besser zu konzentrieren, und dies Auswirkungen auf seine Schulleistung hätte, wäre die Durchführung eines solchen Sakkadentrainings völlig unökonomisch. Es wäre sinnvoller, durch gezielte Übung unmittelbar auf die Aufmerksamkeit im Mathematikunterricht einzuwirken. Wer seine Leistung im Langstreckenlauf verbessern möchte, wird dies schließlich auch nicht dadurch zu erreichen suchen, daß er Brustschwimmen trainiert. Dabei kann er seine Fitneß durchaus verbessern, was ihm beim Laufen zugute kommen mag. Doch wer seine Leistung im Langstreckenlauf verbessern möchte, tut dies am wirksamsten dadurch, daß er den Langstreckenlauf trainiert. Aus dem gleichen Grund wird man das Ausführen angemessener Augenbewegungen beim Lesen nicht dadurch zu verbessern suchen, daß man Blicksprünge in Laborverfahren eintrainiert, die dem Lesen völlig fremd sind. Man wird vielmehr genau die Augenbewegungen, die beim Lesen auftreten sollen, in Lesesituationen üben.

Selbst wenn man genau die beim Lesen erforderlichen Augenbewegungen einübt, empfiehlt es sich immer, die adäquaten Augenbewegungen *beim Lesen selbst* anstatt in Nicht-Lesesituationen systematisch zu üben. Dies hat den einfachen Grund, daß hierbei nicht die Unsicherheit besteht, ob sich ein in Nicht-Lesesituationen erworbener Übungserfolg auf das Lesen übertragen läßt.

Hierbei ist außerdem zu bedenken, daß es in der Regel nicht die Unfähigkeit ist, Blicksprünge auszuführen und Wortsegmente zu fixieren, die die Leseleistung vermindert. Es ist in vielen Fällen die mangelnde Abstimmung zwischen Fixationszeiten, Blicksprunggrößen und der Fähigkeit, Wortsegmente oder Wörter innerhalb einer Fixationszeit zu sehen, zu erkennen und Lautfolgen und Bedeutungen rasch aus dem Gedächtnis abzurufen, die die „Legasthenie" bedingt.

Manche Auffälligkeiten, die bei leseschwachen Kindern gefunden werden, können dem Entstehen bestimmter Lesestörungen geradezu entgegenwirken. Verlängerte Fixationszeiten führen z. B. keineswegs zu Lesestörungen, sondern höchstens zu einem langsamen Lesen. Langsames Lesen aufgrund einer Verlängerung der Fixationszeiten verbessert gerade die Leseleistung bei verminderter Fähigkeit, Wortsegmente oder Wörter zu erkennen. Dementsprechend würde es keinen Sinn machen, durch ein Augenbewegungstraining die verlängerten Reaktionszeiten beeinflussen zu wollen, um die Leseleistung zu verbessern. Wie bereits betont, muß die Länge der Fixationszeiten auf die zum Erkennen der Wortsegmente oder Wörter benötigte Fixationszeit abgestimmt sein, nicht jedoch nur einer Norm entsprechen.

9.7 Ein Lesetraining durch Kontrolle der Augenbewegungen beim Lesen

Treten beim Lesen inadäquate Augenbewegungen auf, so kann dies, wie oben dargelegt, verschiedene Ursachen haben. Diejenigen Faktoren, die beim Lesen zu kurze Fixationszeiten bedingen, müssen durch ein gezieltes Training ausgeschaltet werden.

Übung: Um Augenbewegungen einzuüben, die dem Lesen angemessen sind, verwendet man am günstigsten ein Computerprogramm, das einen Text richtig segmentiert und die Augenbewegungen leitet. Das vom Autor zur Verfügung gestellte Programm markiert die zu lesenden Buchstaben. So erscheint der Buchstabe, der fixiert werden soll, d. h., auf den die Augen „zielen" sollen, z. B. gelb unterlegt. Grün werden Buchstaben markiert, die sich links und rechts von diesem „Zielbuchstaben" befinden. Ist ein Kind nur in der Lage, gleichzeitig bis zu vier Buchstaben zu erkennen, so werden jeweils ein Buchstabe links und maximal zwei Buchstaben rechts vom gelb unterlegten „Zielbuchstaben" grün markiert (vgl. Abb. 11). Die Instruktion lautet, zum gelben Buchstaben zu blicken, aber gleichzeitig die grün unterlegten Buchstaben mitzulesen.

Die Bedeutung des Segmentierens der zu lesenden Texte in Silben wurde wiederholt hervorgehoben.[8] Das Segmentieren sollte allerdings nicht nach einem festen Schema, wie z. B. eine Segmentierung in Silben, Signalgruppen (das sind häufig vorkommende Buchstabenverbindungen) oder Morpheme (Wortstämme und sinnvolle Wortteile), erfolgen. Entscheidend ist, wie viele Buchstaben simultan während einer Fixationsphase wahrgenommen werden können. Die Untersuchung dieser Leistung wurde bereits beschrieben (vgl. Kap. 6). Davon ausgehend, kann dann angegeben werden, in welcher Weise die Segmentierung, wie z. B. eine Segmentierung in Silben oder Morpheme, erfolgen sollte. LeserInnen, die nur maximal zwei oder drei Buchstaben gleichzeitig erkennen können, wären völlig überfordert, wenn man den Text generell in Silben segmentierte und von den LeserInnen verlangte, nun auch Silben zu lesen, die aus mehr als aus zwei oder drei Buchstaben bestehen. Wer dagegen fünf oder sechs Buchstaben gleichzeitig lesen kann, aber am Training teilnimmt, weil er inadäquate Augenbewegungen ausführt, muß keinen Text angeboten bekommen, der generell in Silben segmentiert ist. Statt dessen können auch aus mehreren Buchstaben bestehende Wörter geboten werden, die nicht weiter segmentiert sind. Welche Segmentierung gewählt wird, hängt von der Fähigkeit des jeweiligen Lesers ab, mehrere Buchstaben innerhalb einer Fixationsphase gleichzeitig zu erfassen. Dabei sollte man jeweils solche Einheiten bilden, die sich leicht aussprechen lassen und klanglich sinnvoll sind. Man wird also nicht *Wolke* unterteilen in *Wolk – e* weil ja vier Buchstaben erkannt werden können, sondern wird sinnvollerweise auftrennen in *Wol – ke*. Ebenso wird man, wenn ein Kind nur drei Buchstaben erkennen kann, *Haushalt* nicht unterteilen in *Hau – sha – lt*, sondern man trennt *Hau – s- hal – t*.

Die Segmentierung allein ist jedoch noch nicht hinreichend, um einen optimalen Erfolg beim Lesetraining zu erzielen. Eine wesentliche Komponente des Lesetrainings ist die Kontrolle des Fixationsortes und der Fixationsdauer. Der Fixationsort wird, wie bereits erwähnt, durch eine gelbe Markierung angezeigt. Die Anzahl der in einer Fixationsphase gleichzeitig zu lesenden Buchstaben wird angegeben durch den gelb und durch die links und rechts vom gelb markierten Buchstaben grün unterlegten Buchstaben. Die Dauer der Fixationszeit wird durch das Zeitintervall angezeigt, während dessen die Buchstaben gelb und grün unterlegt sind. Für diese Zeit

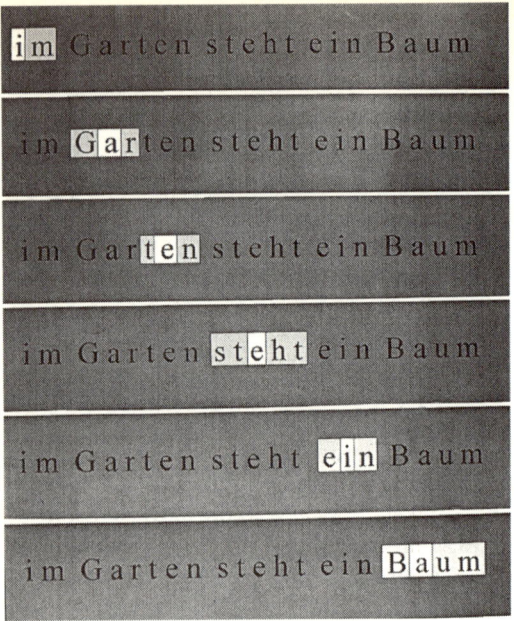

Abb. 12: *Das Übungsprogramm gibt an, welcher Buchstabe fixiert werden soll, d. h. auf welchen Buchstaben die Augen „zielen" sollen. Dieser Buchstabe erscheint in der Abbildung im hellen Feld (im Text wurde dieser jeweils zu fixierende Buchstabe als gelb unterlegt beschrieben). In einem hellgrauen Feld erscheinen die Buchstaben, die sich links und rechts von diesem „Zielbuchstaben" befinden und die gleichzeitig mit diesem gelesen werden müssen (im Text wurden diese Buchstaben als grün unterlegt beschrieben). Wenn ein so unterlegtes Segment richtig gelesen wurde, springen die Markierungen zum nächsten zu lesenden Wortsegment. Die Abfolge der Sprünge ist in der Abbildung in den untereinanderliegenden Textzeilen dargestellt. Es wurde eine Textsegmentierung für ein Kind gewählt, das aus bis zu fünf Buchstaben bestehende Wortsegmente innerhalb einer Fixationsphase erkennen kann.*

soll der Blick auf die gelbe Markierung gerichtet bleiben. Wurden Buchstaben in der beschriebenen Weise für ein vorgegebenes Zeitintervall farbig unterlegt und wurden die unterlegten Buchstaben richtig gelesen, so springt die gelbe Markierung zum nächsten zu fixierenden Buchstaben, und die grüne Markierung springt zu den gleichzeitig zu lesenden Buchstaben, die sich links und rechts von dem gelb markierten Buchstaben befinden (vgl. Abb. 12). So springen die gelbe Markierung (die den Fixationsort anzeigt) und die grüne Markierung (die diejenigen Buchstaben anzeigt, die mit dem gelb unterlegten Buchstaben gleichzeitig zu lesen sind) in vorgegebenen Sprunggrößen über den Text und markieren für eine bestimmte Zeit die gleichzeitig zu lesenden Buchstaben (deren Anzahl vorher eingestellt werden kann). Ein bestimmtes Wortsegment bleibt so lange farbig unterlegt, bis der Proband die diesem Wortsegment entsprechende Lautfolge (richtig) ausgesprochen hat. Der Computer steuert die Zeitpunkte, zu denen die Markierungen weiterspringen, indem er die Stimme der ProbandInnen aufnimmt und mittels einer Spracherkennungssoftware analysiert.

Übung: Kann ein Kind jedoch problemlos ein Wortsegment, das aus mindestens vier Buchstaben besteht, innerhalb einer Fixationsphase von nicht mehr als 500 Millisekunden sicher erkennen und laut lesen und hält man das Lesen dennoch für zu langsam, so kann man die Lesegeschwindigkeit vorsichtig erhöhen. Dazu läßt man diese Markierungen nicht mehr automatisch weiterspringen, sobald das zu lesende Wortsegment ausgesprochen wurde. Statt dessen gibt man die Zeiten, zu denen die Markierungen weiterspringen, vor. Man läßt die Markierungen dann mit der Zeit immer schneller weiterspringen und beobachtet, ob die Zahl der Lesefehler zunimmt. Wird der Text auch bei einer schnelleren Verschiebung der Markierungen fehlerlos gelesen, so kann man die für das Kind günstige Lesegeschwindigkeit beibehalten und einüben. Sobald die Fehlerzahl jedoch steigt oder das Textverständnis leidet, ist die Geschwindigkeit, mit der die Markierungen sich bewegen, zu reduzieren, um nicht am Ende ein zu hohes Lesetempo zu induzieren.

Übung: Treten häufig Regressionen (vgl. Abschnitt 9.2) auf, obwohl die erneut fixierten Wortsegmente oder Wörter richtig gelesen wurden, so kann man dies unterbinden, indem der bereits gelesene Text verschwindet. Dann ist eine Regression ausgeschlossen. Liest das Kind nun problemlos, so ändert sich die Textdarstellung: Nun verschwindet der gelesene Text nicht mehr, sondern wird, sobald er gelesen ist, deutlich schwächer auf dem Monitor dargestellt. Er ist zunächst so schwach, daß seine Anwesenheit zwar registriert wird, er aber noch nicht zu lesen ist. Kommt es auch hierbei nicht mehr zu Regressionen, so wird der bereits gelesene Text Stufe um Stufe deutlicher dargestellt. Erst wenn das Kind den Text auf einer Stufe ohne unnötige Regressionen liest, wird der Text der nächsten Deutlichkeitsstufe geübt. Der farbig unterlegte Text, der soeben zu lesen ist, und der sich anschließende Text bleiben jedoch auf allen diesen Stufen immer in gleicher Weise deutlich. Die Abstufung betrifft also einzig die Deutlichkeit des bereits gelesenen Textes. Die Deutlichkeit des bereits gelesenen Textes nimmt Stufe um Stufe so lange zu, bis er die Deutlichkeit des noch zu lesenden Textes erreicht hat. Mit der Zeit sollte auch dieser dann normal dargebotene Text ohne oder zumindest mit wenigen (nicht mehr als 15% aller Blicksprünge) Regressionen gelesen werden können.

Man sollte annehmen, daß eine Lesestörung sich innerhalb kürzester Zeit beheben läßt, wenn es gelingt, einem Patienten die richtige Augenbewegungsstrategie in so kurzer Zeit beizubringen. Daß dies tatsächlich innerhalb einer halben Stunde möglich ist, zeigt die folgende Untersuchung, in der die Leseleistung von Kindern sich innerhalb weniger als einer halben Stunde entscheidend verbessern ließ. Die Häufigkeit von Lesefehlern nahm innerhalb dieser halben Stunde um 72 % ab.

An der Untersuchung nahmen 20 Kinder (17 Jungen und 3 Mädchen; mittleres Alter 10,4 Jahre, Standardabweichung: 1,7 Jahre) teil. Der Intelligenzquotient lag bei allen Kindern im Normbereich.

Jedes Kind las jeweils die Hälfte von drei Texten aus dem Zürcher Lesetest.[59] Die Stimme der Kinder wurde aufgezeichnet und anschließend ausgewertet. Dabei wurde jedes falsch gelesene Wort als ein Fehler gewertet. Traten innerhalb eines Wortes mehrere Fehler auf, so wurden diese dennoch als ein einziger Fehler gewertet. Anschließend wurde ein Text auf einem Computermonitor geboten. Wie bereits oben beschrieben, gab die gelbe Unterlegung eines Buchstabens die Stelle an, die fixiert werden sollte. Links und rechts vom gelb markierten Buchstaben wurden diejenigen Buchstaben grün unterlegt, die, während die gelbe Markierung fixiert wurde, gleichzeitig mit dem gelb unterlegten Buchstaben gelesen werden mußten. Die Dauer der gelben Markierung eines Buchstabens gab an, wie lange der gelb unterlegte Buchstabe zu fixieren war. Beginn und Ausmaß der Verschiebung der farbig unterlegten Buchstaben zeigten an, wann jeweils ein Blicksprung zu erfolgen hatte und wie groß dieser

Blicksprung sein sollte. Die entsprechenden Werte wurden der Fähigkeit, mehrere Buchstaben gleichzeitig zu erkennen, der benötigten Fixationszeit und der für das Kind angemessenen Blicksprunggröße angepaßt. Die Kinder lasen den in dieser Weise markierten Text für maximal 10 Minuten.

Anschließend erhielten die Kinder ein Blatt mit einem Text. Sie sollten sich nun vorstellen, die Markierungen bewegten sich so über den Text, wie sie dies bei der vorhergehenden Übung beobachtet hatten. Die Kinder übten nun, die am Computer erlernte Augenbewegungsstrategie auf den nicht markierten Text zu übertragen. Nach etwa 10 Minuten wurde diese Übung beendet. Die Leseleistung wurde nun getestet, indem die Kinder den bisher noch nicht gelesenen Teil der Texte des Zürcher Lesetests vorlasen.

Als Ergebnis zeigte sich, daß acht Kinder (40 %) ihre Leseleistung bereits durch die kurze Übung signifikant verbessert hatten. Die Fehlerrate sank im Mittel um 72 % (Standardabweichung: 11,4 %), so daß die Fehlerrate auf 28 % der ersten Untersuchung (vor der Übung) fiel. Da die Fixationszeiten sich bei allen Kindern verlängerten, stieg die zum Lesen benötigte Zeit um 57,4 % an (Standardabweichung: 5,8 %).

Ein wesentlicher Grund für die fehlende Verbesserung eines Teils dieser Kinder lag darin, daß die Kinder auch nach der Übung zu kurz zu den jeweils zu lesenden Textsegmenten blickten und weiterhin zu große Blicksprünge ausführten. Hier verbesserten sich die Leseleistungen erst nach einer weiteren Übungszeit, die zwischen einem und vier Monaten lag. Zwei Kinder benötigten sieben Monate, in einem Fall war aufgrund fehlender Mitarbeit erst nach einem Jahr eine grundlegende Verbesserung festzustellen.

Die Leseleistung eines 10jährigen Jungen soll die bereits nach einer halben Stunde nachzuweisende Verbesserung illustrieren. Vor der Übung wurde der Text wie folgt gelesen (fehlerhaft gelesene Wörter sind unterstrichen, fehlende Wörter durch *** gekennzeichnet):

*Schnell ging Fro..Fridi..Fridolin, der kleine Dackel *** weg weg zurück, die den er gekommen war. *** umsonst sucht* er in allen Gassen einen Straßen. Umsünst lief er den Bahnhof auf und ab. Es war kein A..Ha..ls..band zu sehen. Vielleicht ist mir das Halsband abgefallen.*

Der zweite Teil des Textes wurde 30 Minuten später, nach der Übung, deutlich besser gelesen:

Wie ich aus dem Zug gesprungen bin, sagte er sich. Er ging den Weg zurück bis zum Wasserga..graben, in den er gekoltert war und kletterte den Bahndamm hinauf. Dann lief er den Schienen entlang, bis er wieder beim Bahnhof ankam. Aber nicht nichts gar nichts war zu finden.

Als der Junge anschließend den ersten Teil des Textes erneut las, tat er dies fehlerlos.

Die Leseleistung einer Kontrollgruppe von 20 etwa gleichalten Kindern, die an einer vergleichbaren Lesestörung litten, (16 Jungen und 4 Mädchen; mittleres Alter: 9,7 Jahre, Standardabweichung: 1,1 Jahre) wurden mit dem gleichen oder einem anderen Lesetest untersucht. Diese Kinder nahmen jedoch nicht an dem beschriebenen computergestützten Lesetraining teil, sondern lasen in der gleichen Zeit einen Text von einem Blatt. Keines dieser Kinder verbesserte seine Leseleistung innerhalb einer halben Stunde. Darüber hinaus wurde bei 18 dieser Kinder die Leseleistung im Abstand von zwei bis drei Wochen erneut getestet. Die Kinder erhielten zwischen dem ersten und dem zweiten Test kein computerisiertes Lesetraining, lasen jedoch täglich in der Schule und bei der Durchführung der Hausaufgaben. Hier war nur in einem Fall eine Verbesserung der Leseleistung festzustellen, die vermutlich auf einer Leistungsschwankung in Abhängigkeit von der Tagesverfassung des Kindes beruhte. Keines der anderen Kinder zeigte im zweiten Test eine Verbesserung.

9.8 Die Beeinflussung der Augenbewegungen
bei hyperaktiven Lesestörungen

Nach dem, was oben über den Zusammenhang zwischen Hyperaktivität und inadäquaten Augenbewegungen beim Lesen gesagt wurde, dürfte deutlich sein, daß eine Therapie sich in diesem Fall nicht auf eine Verbesserung der Leistung eines „Fixationssystems" konzentrieren darf. Ohne eine Reduktion erhöhter Impulse und ohne eine Verbesserung der Impulskontrolle wird die Therapie oft nicht gelingen. Bei manchen der vom Autor untersuchten Kindern mit der Diagnose einer Hyperaktivität war ein Lesetraining erst dann erfolgreich, wenn die Hyperaktivität und mit ihr die Impulsivität erfolgreich therapiert worden war. Hier war die medikamentöse Therapie Voraussetzung für ein erfolgreiches Augenbewegungstraining.

Dies kann natürlich nicht bedeuten, daß Lesestörungen, die durch (im Verhältnis zu der Zeit, die zum Erkennen des zu lesenden Wortsegments notwendig ist) zu kurze Fixationszeiten bedingt sind, von vornherein medikamentös zu behandeln wären. Die medikamentöse Behandlung ist in dem oben besprochenen Fall nur deshalb angezeigt, weil die zu kurzen Fixationszeiten durch eine Störung ausgelöst werden können, die ein typischer Aspekt der Hyperaktivität sind. Mit der erfolgreichen Behandlung der Hyperaktivität verminderte sich die Impulsivität. Damit war die Voraussetzung für eine erfolgreiche Korrektur der Fixationszeiten beim Lesen gegeben.

Der Fall eines 9jährigen hyperaktiven Mädchens soll die Wirkung einer Methylphenidat(Ritalin®)-Medikation auf die Leseleistung illustrieren. Ein vor der medikamentösen Therapie durchgeführtes Training, in dem längere Fixationszeiten beim Lesen geübt wurden, konnte die Leseleistung nicht nachhaltig verbessern. Immer wieder sprangen die Augen zu früh zum nächsten Wortsegment, und es traten aufgrund zu kurzer Fixationszeiten zahlreiche Lesefehler auf. Das Kind konnte seine „Impulse", die Augen zu früh weiterspringen zu lassen, nicht hinreichend kontrollieren. Vor der Ritalingabe wurden zwei Texte aus dem Zürcher Lesetest[59] wie folgt gelesen:

Dabei Wald..wei..blein. Ein Mann ging in den in einem Wald spazieren. Da begegnetem ihm ein altes, runzel runzeliges Waldweiblein, dessen Schickkarren Schiebkarren zerbrochen war. Er war es war ba wa es bat den Mann, ihr doch zu helfen, in ihr in wieder zu schreparieren. Er machtet sich an die Arbeit.

*Der Poli der Pilot zeigt uns im Tiefflug den Reichturm der afrikanischen Tierwelt in der ungeheuer Stromlandschaft. *** entdeckt einsame Nashörner im hohen Schliff; Flußpferde spielen mit ihren Jungen im Wasser. Elefanten fächeln aufgeregt mit ihren Sporen und Schwänzen.*

Zwei Monate nach Beginn der Methylphenidat-Therapie hatte die Leseleistung sich deutlich verbessert. Der zweite Teil der Texte wurde nun wie folgt gelesen:

Während er sich mühte, steckte sich ihm dankbar und eifrig die herabfallenden Späne in die Tasche. Der Helfer warf das Zeug verächtlich heraus und verließ das Waldweiblein, als der Karren inter instand gestellt war. Am anderen Tage entdeckte er, daß sich die Späne, die er in seiner Tasche nicht beachtet hatte, in harte Goldtaler verwandelt hatten.

Fliehende Zebraherden stieben durch den Ufersand und sind erkennbar am schwarzweißen Muster ihres ihrer Spur. Faule Krokodile liegen wie tot am Wasser; Affen kreischen empört auf ihren Bäumen. Kurzum, hier fliegt man über eine Wunderwelt, wie man sie nur in Afrika findet.

In vielen Fällen reduziert die medikamentöse Therapie zwar die Impulsivität, doch kann sie allein die Lesestörung nicht beheben. Es bedarf meist zusätzlich eines Lesetrainings, durch das die angemessenen Fixationszeiten und eine adäquate Größe der Blicksprünge eingeübt werden.

Übung: Wenn sich bei der beschriebenen Korrektur der Blicksprünge und Fixationszeiten zeigt, daß Patienten die Fixation eines farbig markierten Wortsegments zu früh abbrechen und zum folgenden Text weiterspringen, so läßt sich dies in unserem Übungsprogramm auf einfache Weise verhindern: Man begrenzt den Text nach rechts, d. h., man zeigt den Text nur so weit, wie er in einem Augenblick gelesen werden sollte. Dann werden die Augen der Kinder in der Regel nicht nach rechts ins Leere springen. Da der Text nach den soeben zu lesenden Buchstaben abbricht, gibt es rechts keine Buchstaben, die die Augen nach rechts „ziehen". Darüber hinaus wird das Gehirn veranlaßt, seine Strategie zu ändern. Da rechts von den soeben zu lesenden Buchstaben kein Text erscheint, kann der Inhalt des gerade Gelesenen auch nicht durch verfrühtes Weiterspringen der Augen zum sich anschließenden Text ergänzt werden. Die Fixationsphase wird länger beibehalten. Wurden die farbig unterlegten Buchstaben gelesen, so wird der sichtbare Text um die nächsten zu lesenden Buchstaben verlängert. Die farbigen Markierungen springen nun zu diesen zu lesenden Buchstaben, und diese müssen gelesen werden. Sobald sie gelesen sind, erscheinen die nächsten farbig unterlegten Buchstaben. Der Untersuchende oder das Kind können die Frequenz, mit der die farbigen Markierungen

weiterspringen sollen, in den Computer eingeben und die Lesegeschwindigkeit so selbst bestimmen. Auf diese Weise wird vorgegeben, wie groß das Aufmerksamkeitsfeld sein soll und wie viele
Buchstaben gleichzeitig erkannt werden sollen. Das Kind versucht
dann gar nicht erst, mehr Buchstaben gleichzeitig zu erkennen, als
es tatsächlich zu erkennen in der Lage ist.

Ein Ziel der Übung ist es, den ablenkenden Einfluß des Textes, der
sich rechts von dem soeben zu lesenden Wortsegment befindet und
der die Augenbewegungen zu früh nach rechts ablenkt, zu reduzieren. „Zu früh" bedeutet, daß die Augen die farbige Markierung
nicht verlassen dürfen, solange sie anwesend ist, und daß die Augen
erst dann nach rechts springen dürfen, wenn auch die farbige Markierung nach rechts springt. Die von der farbigen Markierung vorgegebene Abfolge von Fixationsphasen und Blicksprüngen muß
eingehalten werden. Das erreicht man dadurch, daß der zunächst
ausgeblendete Text rechts vom gerade zu lesenden Wortsegment im
Laufe der Übung langsam wieder erscheint, indem er Schritt für
Schritt deutlicher wird. Zunächst wird dieser ablenkende Text so
schwach dargestellt, daß seine Anwesenheit gerade erkannt wird.
Wann immer die gelbe und grüne Markierung nach rechts springen,
um anzuzeigen, daß ein Blicksprung nach rechts erfolgen und das
nun farbig unterlegte Wortsegment gelesen werden soll, wird das
jetzt zu lesende Wortsegment deutlich sichtbar. Der rechts vom jetzt
zu lesenden Wortsegment befindliche Text bleibt jedoch kaum
sichtbar. Hat der Proband erfolgreich geübt, seine Augen unter diesen Bedingungen nicht mehr nach rechts ablenken zu lassen, so ändert sich das Bild des Übungstextes. Jetzt wird der Text rechts vom
jeweils farbig unterlegten Wortsegment etwas deutlicher dargestellt.
Der Proband übt, sich auch von diesem Text nicht länger ablenken
zu lassen. Hat er dies mit Erfolg geübt, so wird der Text rechts vom
jeweils markierten Wortsegment noch etwas deutlicher dargestellt,
und der Proband muß üben, sich auch von diesem nicht mehr ablenken und seine Augen zu früh nach rechts springen zu lassen. Diese
Übungen, sich bei zunehmend deutlicher werdendem Text rechts
vom farbig markierten Wortsegment nicht mehr von diesem ablenken zu lassen, wird so lange fortgeführt, bis auch ein normaler Text
gelesen werden kann, ohne daß die Augen zu früh nach rechts springen. Allein das Ausblenden des Textes rechts vom farbig markierten

Wortsegment kann bereits das zu frühe Wegspringen der Augen vom farbig markierten Wortsegment verhindern. Man kann deshalb das markierte Wortsegment automatisch weiterspringen lassen, sobald dies (richtig) ausgesprochen wurde. Erst wenn die Augen unter diesen Bedingungen immer noch zu früh nach rechts springen sollten, kann man die Zeitintervalle, nach denen die Markierungen nach rechts springen sollen, fest vorgeben.

9.9 Augenbewegungen bei Hemianopsie

Die Ursache für Augenbewegungen beim Lesen, die von den Augenbewegungen normaler Leser abweichen, kann eine sensorische Störung sein. Erwähnt wurde bereits der häufig auftretende Ausfall der gleichen Gesichtsfeldhälfte beider Augen, die *homonyme Hemianopsie*. PatientInnen mit einer linksseitigen homonymen Hemianopsie zeigen oft wenig auffällige Augenbewegungen beim Lesen des Textes von links nach rechts. In typischer Weise sind jedoch die Augenbewegungen beim Rücksprung vom Ende einer Zeile zum Anfang der nächsten Zeile verändert. Die Veränderung besteht in einer Aneinanderreihung kleinamplitudiger Augenbewegungen nach links. Personen mit einem uneingeschränkten Gesichtsfeld führen statt dessen eine einzige große Sakkade aus, der eine Korrektursakkade folgen kann.

Dramatischere Auswirkungen auf die Augenbewegungen und die Lesefähigkeit hat dagegen eine Erblindung der rechten Hälften der Gesichtsfelder beider Augen. Ob es zu einer Lesestörung kommt und wie ausgeprägt diese ist, hängt entscheidend davon ab, wie weit der Gesichtsfeldausfall an das Zentrum des Gesichtsfeldes heranreicht. Nähert er sich dem Zentrum bis auf 3 Bogengrad, so geht das Lesen nur langsam voran, und es treten oft zahlreiche Fehler auf. Eine Untersuchung der Augenbewegungen zeigt verlängerte Fixationszeiten, häufig auftretende Sakkaden nach links (*Regressionen*) und im Vergleich zu normalen LeserInnen kleine nach rechts gerichtete Sakkaden.[60] Diese Lesestörungen sind jedoch einem systematischen, ursachenbezogenen Training gut zugänglich.

9.10 Augenbewegungstraining bei hemianopischen Lesestörungen

Besteht eine Hemianopsie, so muß die Therapie sich zunächst auf den Versuch konzentrieren, durch ein systematisches Training den blinden Bereich zum Rückzug zu bewegen und das Gesichtsfeld zu vergrößern.[61] Erst wenn dies nicht oder nur unzureichend gelingt, muß ein gezieltes Training der Augenbewegungen folgen.

Die geringsten Auswirkungen auf die Leseleistung hat die Erblindung der linken Hälfte des Gesichtsfeldes. Gerade Kinder, die an einer linksseitigen homonymen Halbseitenblindheit leiden, kompensieren diese Halbseitenblindheit beim Lesen oft selbständig. Sie tun dies, indem sie ihre Blickstrategie automatisch der Halbseitenblindheit anpassen. Bleibt die spontane Anpassung aus, so muß sie durch eine gezielte Therapie herbeigeführt werden. Diese Therapie muß sich vor allem danach richten, wieviel des normalen Gesichtsfeldes in der erblindeten linken Gesichtsfeldhälfte noch erhalten geblieben ist. Reicht der sehende Bereich z. B. 2 Bogengrad in die linke Gesichtsfeldhälfte hinein, was meist der Fall ist, so wird der Patient nach jedem Blicksprung das zu lesende Wortsegment so fixieren, daß keiner der in der betreffenden Fixationsphase zu lesenden Buchstaben über 2 Bogengrad hinaus in das erblindete linke Gesichtsfeld hineinragt und dadurch nicht mehr gesehen wird. Es müssen solche Blicksprünge eintrainiert werden, deren Ziel etwa im linken Drittel des zu lesenden Wortsegments liegt. Das bedeutet, daß der nach jedem Blicksprung fixierte Buchstabe sich im linken Drittel des in der anschließenden Fixationsphase zu lesenden Wortsegments befindet. Gleichzeitig muß der Patient üben, seine Aufmerksamkeit auf einen möglichst großen Bereich rechts vom anfixierten Buchstaben zu richten und hier ein großes Wortsegment zu erkennen.

Übung: Bei der Durchführung des Lesetrainings wird nach Abschluß jeder Fixationsphase, also bevor der nächste Blicksprung erfolgt, auch das nächste Fixationsziel, also der als nächstes zu fixierende Buchstabe, farbig markiert. Gleichzeitig werden die sich links und rechts von dem neuen Fixationspunkt befindenden Buchstaben, die gleichzeitig während einer Fixationsphase gelesen werden müssen, farbig unterlegt. So werden die ungewöhnlichen Fixationsstra-

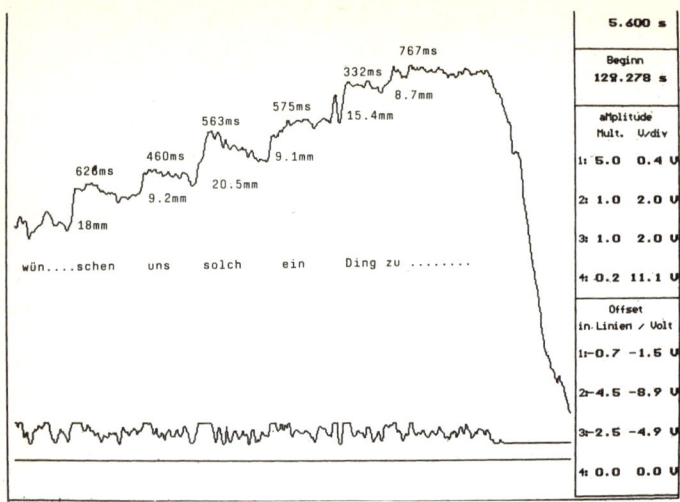

*Abb. 13: Die Augenbewegungen eines Kindes mit einer linksseitigen ho-
monymen Halbseitenblindheit nach einem Lesetraining. Die Augenbewegungen sind korrekt, und das Lesen ist fehlerlos. Das Kind muß jedoch etwas
länger fixieren als normale Leser. Die Fixationszeiten sind über jeder Fixationsphase eingetragen. Die Registrierung der Augenbewegung erfolgte durch
Hautelektroden, die in der Nähe der Augenwinkel angebracht wurden.*

tegien und die Weise, in der das visuelle Aufmerksamkeitsfeld jeweils
ausgedehnt werden sollte, um die Folgen des Gesichtsfeldausfalls zu
kompensieren, vorgegeben und können eintrainiert werden.

Abb. 13 zeigt die Augenbewegungen eines 12jährigen Mädchens, bei
dem die linke Hälfte des Gesichtsfeldes erblindet war, nach einem Lesetraining. Das sehende Restgesichtsfeld auf der linken Seite betrug
2 Bogengrad. Die Patientin lernte, die für ihren Gesichtsfeldausfall
angemessenen Blicksprünge beim Lesen auszuführen und dabei die
richtige Stelle eines jeden zu lesenden Wortsegments zu fixieren.
Gleichzeitig trainierte sie, ihre visuelle Aufmerksamkeit vor allem in
einen Bereich rechts vom jeweils anfixierten Buchstaben zu richten,
in dem weitere simultan zu lesende Buchstaben lagen. Nach dem
Training las die Patientin im wesentlichen fehlerfrei, wenn auch etwas langsamer, als es der Altersnorm entspricht.

Geradezu spiegelbildlich verhält sich die Situation im Fall einer rechtsseitigen homonymen Halbseitenblindheit. Hier müssen die Augenbewegungen sich der Halbseitenblindheit in anderer Weise anpassen. Zudem kann das Blickziel der nach einer Fixationsphase auszuführenden Sakkade nach rechts nicht gesehen werden. Die PatientInnen sind daher gezwungen, eine Augenbewegung in den erblindeten Bereich ausführen, zu einem Blickziel, das sie nicht sehen können.

Übung: Die PatientInnen müssen deshalb üben, zunächst eine Augenbewegung nach rechts auszuführen, die so groß ist, daß sie über das nicht sichtbare Blickziel hinausgeht. Auf diese Weise wird der Ort des Blickziels in den sehenden Bereich des (linken) Gesichtsfeldes verschoben. Nun kann eine korrigierende Augenbewegung nach links zum Blickziel ausgeführt werden. Der Patient muß jeweils einen Buchstaben im rechten Viertel innerhalb eines zu lesenden Wortsegments fixieren. Dabei muß er seine Aufmerksamkeit vor allem in einen weiten Bereich links vom Fixationspunkt richten. Hier liegt die überwiegende Mehrheit der in der jeweiligen Fixationsphase zu lesenden Buchstaben. Das Training ist wieder mit Hilfe der farbigen Unterlegung des jeweils zu fixierenden Buchstabens und der innerhalb der Fixationsphase simultan zu lesenden Buchstaben durchführbar (Abb. 14). Diese Lesestrategie bereitet den PatientInnen eher Schwierigkeiten, da das Aufmerksamkeitsfeld nach links gerichtet werden muß, während zunächst eine Augenbewegung nach rechts auszuführen ist. Die Aufmerksamkeit muß also nach jedem Blicksprung nach rechts in die entgegengesetzte Richtung dieses Blicksprungs gelenkt werden, um den anschließend zu fixierenden Ort zu sehen. Dann folgt die Korrektursakkade nach links.

9.11 Ein Blicktraining bei Neglect-Lesestörung

In der Akutphase des Neglect sollten die therapeutischen Bemühungen sich auf eine Verbesserung des gesamten Symptomkomplexes des Neglect richten. Der Versuch, in dem Patienten das Bewußtsein für die Existenz der bisher vernachlässigten Hälfte eines Textes zu wecken, ist nur ein Baustein des therapeutischen Gesamtkonzepts, das hier nicht wiederholt werden soll.[62] Bei der Therapie der

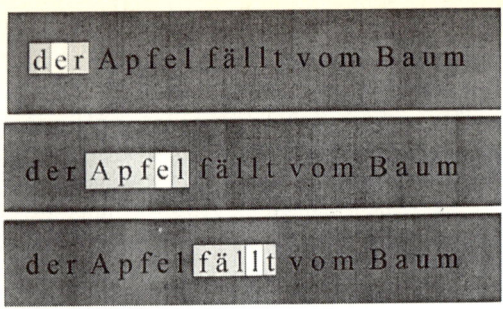

Abb. 14: Lesetraining bei rechtsseitiger homonymer Halbseitenblindheit. Die PatientInnen müssen üben, zunächst eine Augenbewegung nach rechts auszuführen, die so groß ist, daß sie über das nicht sichtbare Blickziel hinausgeht. Auf diese Weise wird der Ort des Blickziels in den sehenden Bereich des (linken) Gesichtsfeldes verschoben. Anschließend muß der Patient jeweils einen Buchstaben im rechten Viertel innerhalb eines zu lesenden Wortsegments fixieren (durch den Buchstaben im hellen Fenster angedeutet). Dabei muß er seine Aufmerksamkeit vor allem in einen weiten Bereich links vom Fixationspunkt richten (durch die hellgraue Unterlegung von Buchstaben angezeigt).

Neglect-Lesestörung reicht es nicht aus, den Patienten dazu zu bringen, den Blick auf den Wortanfang am Beginn der ersten Zeile eines Textes zu richten. Es ist durchaus möglich, daß ein Patient, wenn er dazu angehalten wird, am Anfang der ersten Zeile eines Abschnitts zu lesen beginnt, dann aber in der Mitte der nächsten Zeilen weiterliest, als existiere die linke Hälfte des Textes nicht (vgl. Abb. 4). Von einer Sekunde zur anderen scheint er die Existenz der linken Texthälfte, in der er soeben noch einen Text gelesen hat, vergessen zu haben.

Übung: Man muß die PatientInnen also bei jeder Zeile erneut dazu ermuntern, den Blick nach links zum Zeilenanfang zu bewegen. Manchen PatientInnen will dies lange nicht gelingen, andere berichten, den Blick mit größter Mühe zum Zeilenanfang zwingen zu müssen. Man kann den PatientInnen dadurch eine Hilfestellung geben, daß man eine farbige Markierung an den rechten Rand des Textes legt. Sobald der Patient am Ende einer Zeile angekommen ist und nun mühelos diese Markierung am rechten Rand des Textes fixiert, läßt man diese Markierung nach links zum Anfang der nächsten Zeile wandern. Der Patient wird dann gebeten, alle Mühe aufzuwenden, der Markierung mit den Augen nach links zu folgen. Hat er sie verloren, so wird sie so weit nach rechts bewegt, daß er sie wieder fixieren kann. Nun wandert sie erneut nach links zum Zeilenanfang. Man wiederholt die Übung so lange, bis der Patient der Markierung bis zum Zeilenanfang folgen kann. Gelingt dies schließlich sicher, so wird, nachdem der Patient eine Zeile gelesen hat, jeweils nur der erste Buchstabe oder auch das erste Wort der nächsten Zeile in einer auffälligen Farbe (z. B. in hellem Gelb) unterlegt. Diese auffällige Markierung erleichtert es vielen PatientInnen sehr, den Anfang der nächsten Zeile zu finden.

Übung: Werden nur Wortanfänge häufig übersehen, sei es als Spätfolgen eines Neglect, sei es im Rahmen einer isolierten Vernachlässigung von Wortanfängen ohne Neglect und ohne Hirnschädigung, so kann zunächst jeder Wortanfang farbig markiert werden. Werden die Wortanfänge unter diesen Bedingungen registriert, so sollte der Fixationspunkt etwa in der Mitte jedes zu lesenden Wortsegments (z. B. gelb) markiert werden, und die links und rechts davon liegenden Buchstaben sollten in einer anderen Farbe, z. B. grün, unterlegt werden. Die grüne Markierung links vom gelb unterlegten Buchstaben (dem Fixationspunkt) sollte jeweils bis zum Anfang des Wortes reichen, sich jedoch nicht weiter als drei bis vier Buchstaben nach links ausdehnen. Die grüne Unterlegung gibt an, wohin die Aufmerksamkeit besonders gerichtet werden sollte, während der gelb unterlegte Buchstabe fixiert wird. Im nächsten Schritt kann die grüne Unterlegung weggelassen werden. Statt dessen wird der zuvor grün unterlegte Teil der jeweils zu lesenden Wortsegmente jetzt kontrastreicher als der übrige Text dargestellt. Schritt für Schritt kann der erhöhte Kontrast des jeweiligen Wortsegments dem (geringeren) Kontrast des übrigen Textes angeglichen werden. Damit wird die erhöhte Auffälligkeit der häufig übersehenen Wortanfänge, wenn der Patient seine Leseleistung verbessert, Schritt für Schritt abgebaut. Dieser graduelle Abbau der optischen Hervorhebung von Wortanfängen wird so lange fortgesetzt, bis der Patient in der Lage ist, einen normalen Text zu lesen, ohne die links vom Fixationspunkt gelegenen Buchstaben zu übersehen.

All dies können jedoch nur Anhaltspunkte aus der Erfahrung des Autors sein. Die beschriebene therapeutische Vorgehensweise sollte nicht als allgemeingültige, unveränderbare Schablone übernommen werden. Sie muß vielmehr den therapeutischen Erfordernissen des jeweiligen Einzelfalles angepaßt werden. Wie im Einzelfall vorgegangen werden muß, hängt von vielen individuellen Faktoren des jeweiligen Patienten ab. Flexibilität und Kreativität der TherapeutInnen ist eine entscheidende Voraussetzung für den Erfolg der therapeutischen Bemühungen.

10. Lesestörungen bei Hör- und Sprachstörungen

10.1 Störungen des Hörens kurzzeitig gebotener Signale

Bietet man erwachsenen Versuchspersonen zwei Töne und liegt zwischen diesen Tönen nur ein Zeitintervall von ein bis zwei Millisekunden, so werden sie als zwei getrennte Töne wahrgenommen. Aber die Versuchspersonen können nicht angeben, welcher der beiden Töne zuerst und welcher als zweiter hörbar war. Erst wenn das Zeitintervall zwischen den beiden Reizen auf etwa 30 Millisekunden verlängert wird, hören die Versuchspersonen auch die Reihenfolge dieser Reize.[63] Das Zeitintervall, bei dem die zeitliche Reihenfolge der beiden Reize gerade noch erkannt werden kann, bezeichnet man als *Ordnungsschwelle.*

Bereits Lackner und Teuber[64] haben gezeigt, daß Patienten mit einer Schädigung im Bereich des linken Schläfenlappens des Gehirns auditorische Reize nur dann als zwei getrennte Reize hören, wenn zwischen dem ersten und dem zweiten Reiz ein relativ langes Zeitintervall liegt. Gesunde Versuchspersonen hören die gleichen Reize noch als getrennte Ereignisse, wenn sie durch ein weit kürzeres Zeitintervall voneinander getrennt sind. Darüber hinaus zeigte sich, daß auch das Zeitintervall zwischen zwei Hörreizen bei Patienten, die aufgrund einer Hirnschädigung an einer Sprachstörung litten, gegenüber gesunden Versuchspersonen verlängert war.[65] Durch ein Training der Wahrnehmung zeitlicher Abfolgen auditorischer Stimuli verbesserten Patienten mit einer Sprachstörung (Aphasie) die Diskriminationsfähigkeit sprachlicher Reize signifikant.[66] Auch ein Zusammenhang zwischen einer entwicklungsbedingten Lesestörung und der Verarbeitung zeitlicher Abfolge wurde vermutet.[67] Bei Grundschulkindern zeigte sich jedoch kein eindeutiger statistischer Zusammenhang zwischen der Leseleistung und einer Verlängerung der Ordnungsschwellen. Ein solcher Zusammenhang zwischen auditiven Ordnungsschwellen und der Leseleistung der Kinder im Zürcher Lesetest war nicht nachweisbar.[68] Die Schlußfolgerung, man könne bei Kindern mit einer Lese- und/oder Rechtschreibschwäche durch ein Training die Ordnungsschwellen verbessern, beseitige damit die Ursache der Lese- und/oder Rechtschreibschwäche und verbessere dadurch die Lese- und/oder Rechtschreibleistung, ist bisher wissenschaftlich nicht zu begründen.

Zeigt sich bei einzelnen Kindern mit einer Lese- und/oder Rechtschreibstörung zusätzlich dennoch eine Auffälligkeit in der Verarbeitung der zeitlichen Abfolge von Hörreizen, so kann es sich um
ein Begleitsymptom der Lesestörung handeln, für das kein ursächlicher Zusammenhang zur Lesestörung bestehen muß. Wenn wir
davon ausgehen, daß Kinder mit Lesestörungen in vielen Bereichen
an einer Aufmerksamkeitsschwäche leiden, so ist auch damit zu
rechnen, daß eine eventuell auftretende Verminderung beim Hören
kurzzeitig gebotener Reize, wie sie z. B. bei der Bestimmung von
Ordnungsschwellen geboten werden, durch verminderte Aufmerksamkeitsleistungen bedingt sein können. Die Kinder konzentrieren
sich in solchen Tests weit weniger als andere Kinder und hören deshalb zumindest phasenweise nicht so genau hin. Was als Hörstörung erscheint, kann durchaus durch eine verminderte Aufmerksamkeit bedingt sein. Für aus einem solchen „Befund" abgeleitete
therapeutische Schritte gilt dann das gleiche, was bereits oben über
Therapieverfahren gesagt wurde, die von einer vermeintlichen Augenbewegungsstörung ausgehen (vgl. Abschnitt 9.6).

10.2 Sprachstörungen als Ursache von Lesestörungen

Daß Lesen voraussetzt, daß Buchstaben, Buchstabenfolgen, geschriebene Silben, Morpheme und Wörter mit den dazugehörenden
Lauten und Bedeutungen im Gedächtnis gespeichert werden können, um sie während des Lesevorgangs wieder aus dem Gedächtnis
abzurufen, wurde bereits beschrieben. Darüber hinaus können Defizite im Bereich des Sprachverständnisses oder der Sprachproduktion bestehen.[69] Nach den bisherigen Ausführungen dürfte jedoch
deutlich geworden sein, daß die Hypothese, Lesestörungen beruh-
ten auf einer verminderten Fähigkeit der Sprachverarbeitung,[70] zumindest nicht generell zutrifft. Natürlich ist es ein Hindernis, das
Lesen zu erlernen, wenn Sprache trotz ausreichender Hörleistungen nicht in normaler Weise verstanden werden kann oder wenn die
Sprachproduktion behindert ist. Bei diesen Patienten müssen die
Diagnostik und Therapie sich auf die Sprachstörungen konzentrieren, deren Folge die Lesestörung ist. Diese Diagnostik und Therapie
von Sprachstörungen sind eine eigene umfangreiche Disziplin, deren Darstellung den Rahmen dieses Buches sprengen würde. Wann
immer eine Sprach- und Lesestörung gleichzeitig bestehen, ist in

jedem Fall sorgfältig zu überprüfen, ob die Sprachstörung wirklich in einem ursächlichen Zusammenhang mit der Lesestörung steht. Allein das gemeinsame Auftreten beider Störungen rechtfertigt noch nicht den Schluß, daß eine Störung die andere bedingt. Eine solche Bedingung kann, muß jedoch keineswegs bestehen. Ihr gemeinsames Auftreten kann allein dadurch bedingt sein, daß Hirnareale geschädigt oder nicht in normalem Maß entwickelt sind, in denen sich neben neuronalen Netzwerken, die sprachliche Fähigkeiten vermitteln, auch Hirnstrukturen befinden, die für das Lesen notwendige Leistungen aufrechterhalten. Dabei kann es sich z. B. um Hirnstrukturen handeln, die in das Gedächtnis für die Verbindung einer Folge von Schriftzeichen und der zu ihr gehörenden Lautfolge einbezogen sind oder die Bedeutung des Gelesenen aus dem Gedächtnis abrufen. Daß eine bestimmte Lesestörung vorkommen kann, ohne daß gleichzeitig eine bestimmte Sprachstörung besteht, zeigt, daß die diese Leistungen vermittelnden neuronalen Systeme nicht identisch sind.

11. Zur Therapie von Rechtschreibstörungen

Ähnlich wie wir eine große Zahl unterschiedlicher Arten von Lesestörungen beschrieben haben, lassen sich auch sehr unterschiedliche Arten von Störungen des Schreibens unterscheiden. PatientInnen mit erworbenen Hirnschädigungen zeigen hier unterschiedliche Defizite der Ausführung zum Schreiben notwendiger Bewegungsfolgen, leiden an Störungen der räumlichen Anordnung von Buchstaben und Wörtern, zeigen Störungen der Auswahl adäquater Wörter und der Satzkonstruktion beim Versuch, Sachverhalte schriftlich zu formulieren.

Eine verminderte Fähigkeit, einen Text richtig abzuschreiben, einen diktierten Text richtig niederzuschreiben oder spontan etwas aufzuschreiben, tritt zwar häufig gemeinsam mit einer verminderten Leseleistung auf. Eine Störung des Lesens kann jedoch vorliegen, obwohl eine normale Schreibfähigkeit besteht. Auch das Schreiben kann erheblich gestört sein, obwohl die Lesefähigkeit sich im Normbereich befindet. Daß beide Störungen unabhängig voneinander auftreten können, zeigt, daß sie nicht gleichzusetzen sind und zumindest nicht in jedem Fall auf gleiche Weise bedingt sein müssen. Bereits dieser Sachverhalt verdeutlicht, daß für beide Störungen nicht die gleichen Therapien angemessen sind.

Dennoch kann die Therapie einer Lesestörung die Rechtschreibleistung positiv beeinflussen. Dies gilt z.B. dann, wenn die Unfähigkeit, einen Text richtig abzuschreiben, entscheidend dadurch mitbedingt ist, daß der Text falsch gelesen wird. In diesem Fall muß die Therapie sich auf eine Verbesserung der Lesestörung konzentrieren. Verbessert sich die Leseleistung, so zeigen sich auch Fortschritte in der Fähigkeit, gelesene Texte abzuschreiben.

Fehlerhaftes Schreiben kann auch insofern auf die verminderte Leseleistung zurückzuführen sein, da schlechte Leser meist auch nicht gerne lesen. Wer es vermeidet zu lesen und in den Fällen, in denen das Lesen unumgänglich ist, auch noch mit zahlreichen Fehlern liest, hat kaum Gelegenheit zu sehen, wie Wörter richtig geschrieben werden. Diese mangelnde Erfahrung darin, wie richtig geschriebene Wörter aussehen, kann allein die Fähigkeit, richtig zu schreiben, erheblich beeinflussen. Gelingt es im Rahmen einer Therapie, die Leseleistungen zu verbessern, so beginnen die Kinder oft spontan zu lesen, was auch die Fähigkeit, korrekt zu schreiben, positiv beeinflußt.

Schreiben die Kinder einen diktierten Text fehlerhaft, so liegt der Verdacht nahe, daß die Hörleistungen der Kinder vermindert sein könnten und sie deshalb den gesprochenen Text nur mangelhaft verstehen. Man wird dann annehmen, das Problem sei dadurch aus der Welt zu schaffen, daß man die Hörleistungen verbessert. Ob eine etwa vorliegende Hörstörung die entscheidende Bedingung für die geringe Rechtschreibleistung ist, läßt sich leicht feststellen. Man braucht die Kinder nur den diktierten Satz oder Satzteil langsam und in aller Deutlichkeit nachsprechen zu lassen. Wird der Text richtig nachgesprochen und werden dabei keine Laute falsch wiedergegeben oder ausgelassen, so wurde der Text zweifellos verstanden. Dies schließt zwar nicht aus, daß die Hörleistungen in der einen oder anderen Weise vermindert sind, doch reichen sie offensichtlich aus, um den diktierten Text richtig zu erfassen und gegebenenfalls nicht genau Gehörtes selbst richtig zu ergänzen. Dennoch gelingt es den Kindern mit einer Rechtschreibstörung in aller Regel nicht, den richtig nachgesprochenen Satz fehlerlos zu schreiben. Die Kinder wissen oft ganz einfach nicht, wie Wörter richtig geschrieben werden, und buchstabieren die Wörter bereits falsch.

Das Ziel der Therapie ist denkbar einfach. Es besteht in erster Linie darin, den Kindern die richtige Schreibweise von Wörtern beizubringen, so daß diese dauerhaft im Gedächtnis gespeichert und in unterschiedlichen Schreibsituationen rasch und richtig abgerufen werden kann. Dafür gibt es jedoch kein Patentrezept. Die richtige Schreibweise muß ganz einfach erlernt werden, und der rasche Abruf aus dem Gedächtnis muß in unterschiedlichen Schreibsituationen geübt werden. Hier geht es vor allem um eine gute pädagogische Aufbereitung der Übungen, die die Motivation der Kinder fördert. Schließlich sollen sie die Übungen möglichst lange fortsetzen und ihre Aufmerksamkeit dabei aufrechterhalten. Es wurden zahlreiche Vorschläge gemacht, diesen Lernvorgang spielerisch zu gestalten, um die Motivation der Kinder beim Erlernen der im Grunde trockenen und für Kinder uninteressanten Materie zu bewahren. Bei allen diesen therapeutischen Bemühungen steht deshalb der pädagogische Aspekt im Vordergrund.

12. Was ist Ursache, was Begleiterscheinung einer Lesestörung?

12.1 Notwendige und hinreichende Bedingungen

Bisher haben wir recht unbekümmert von *Ursachen, ursächlichen Zusammenhängen* und *Bedingungen* für das Auftreten bestimmter Lesestörungen gesprochen. Allein die umfangreichen wissenschaftstheoretischen Versuche, den Begriff der *Ursache* logisch präzise zu fassen, zeigen, daß diese Begriffe keineswegs unproblematisch sind. Für die Beschreibung von Lesestörungen und deren Entstehung sind sie jedoch so grundlegend, daß wir keinen mehrdeutigen Gebrauch dieser Begriffe und sich daraus ergebende Mißverständnisse zulassen dürfen.

Betrachten wir ein Beispiel: Wenn die Sehleistung einer Person vermindert ist, reicht dies bereits dafür aus, d. h., dies ist *eine hinreichende Bedingung* dafür, daß Wortsegmente nicht sicher erkannt werden. Diese Person muß deshalb Buchstabenfolgen länger als normalsichtige Personen betrachten (d. h., die Fixationszeit muß sich verlängern), um die Wortsegmente sicher zu erkennen. Dann *reicht* eine zu kurze (unangepaßte) Fixationszeit bereits *aus*, um die Fehlerrate beim Lesen zu erhöhen. Anders ausgedrückt: Die verminderte Sehleistung *ist hinreichend dafür*, daß Wortsegmente nicht sicher erkannt werden. Deshalb führen zu kurze Fixationszeiten zu Lesefehlern, d. h., daß kurze Fixationszeiten dafür *hinreichen*, die Zahl der Lesefehler zu erhöhen.

verminderte Sehleistung
↓
ist hinr. Bed. dafür, daß
↓
Wortsegmente nicht sicher
erkannt werden
↓

Fähigkeit, die Verbindung
von Schriftzeichen und
Bedeutungen aus dem
Gedächtnis abzurufen
↓

ist hinr. Bed. dafür, daß   *ist notw. Bed. dafür, daß*
     ↓   ↓

kurze Fixationszeiten   ←
(z. B. < 300 Millisekunden)
     ↓

hinr. Bed. dafür sind, daß
     ↓

die Zahl der Lesefehler zunimmt.

Neben diesen hinreichenden Bedingungen gibt es auch *notwendige Bedingungen.* Das sind Bedingungen, ohne die das Lesen nicht möglich ist. Sie sind unverzichtbare Voraussetzungen für das Lesen, die durch keine andere Voraussetzung ersetzt werden können. Daß das Lesen einzelner Schriftzeichen (z. B. Buchstaben) oder von Schriftzeichenverbindungen (z. B. Silben oder Wörtern) jemals erlernt wurde, ist eine *notwendige Bedingung* dafür, daß ein Text gelesen werden kann. Das Erlernen von Buchstaben, Silben oder Wörtern ist eine Voraussetzung dafür, daß man lesen kann, eine Voraussetzung, die durch nichts zu ersetzen ist. Andere notwendige Bedingungen dafür, daß wir überhaupt lesen können, sind, daß wir über eine ausreichende Sehschärfe verfügen, daß der Text für ein bestimmtes Zeitintervall auf einem Ort der Netzhaut abgebildet wird, der eine hinreichende Sehschärfe besitzt, daß die zu lesenden Verbindungen zwischen Schriftzeichen, Lauten und Bedeutungen im Gedächtnis gespeichert wurden, daß diese Verbindungen lange genug im Gedächtnis behalten und schnell genug aus dem Gedächtnisspeicher abgerufen werden können usw. Aber keine dieser notwendigen Bedingungen reicht allein schon aus, um Lesen zu ermöglichen. Weitere Leistungen müssen hinzutreten. Deshalb sind die notwendigen Bedingungen für sich allein noch nicht hinreichend dafür, daß wir lesen können. Die notwendigen Bedingungen sind noch keine hinreichenden Bedingungen. Umgekehrt sind die hinreichenden Bedingungen nicht zugleich auch notwendige Bedingungen. Beispiel: Sehr kurze Fixationszeiten sind in unserem obigen Beispiel zwar hinreichende Bedingungen dafür, daß die Zahl der Lesefehler zunimmt. Sie sind aber nicht zugleich auch notwendige Bedingungen (d. h. unverzichtbare Voraussetzungen) dafür, daß die Zahl der Lesefehler ansteigt. Die Zahl der Lesefehler kann sich auch durch andere (hinreichende) Bedingungen erhöhen.

Daß wir jemals das Lesen erlernt haben, ist jedoch nicht nur eine notwendige Bedingung dafür, daß wir überhaupt lesen können. Hätten wir niemals lesen gelernt, so spielte die Zeit, die wir ein Wort fixieren, keine Rolle für unsere Leseleistung, denn lesen könnten wir ohnehin nicht. Daß wir zu lesen gelernt haben, ist somit auch eine notwendige Bedingung dafür, daß die Fixationszeiten einen Einfluß auf unsere Leseleistung haben. Zur Illustration wollen wir wenigstens eine *hinreichende Bedingung* in unser beispielhaftes Schaubild der Bedingungen eintragen. Wählen wir die Fähigkeit, Verbindungen zwischen Schriftzeichen, Lauten und Bedeutungen herzustellen. Daß wir diese Fähigkeit besitzen, ist ebenfalls eine *notwendige Bedingung* dafür, daß kurze Fixationszeiten überhaupt für das Lesen relevant werden.

Um die LeserInnen nicht unnötig zu verwirren, wollen wir es bei diesen einfachen Bemerkungen über notwendige und hinreichende Bedingungen bewenden lassen. Würden wir alle bisher besprochenen möglichen (notwendigen und/oder hinreichenden) Bedingungen für das Auftreten von Lesestörungen in das obige Schaubild eintragen, so erhielten wir ein verzweigtes Netz von Bedingungen, das wir als *Bedingungsnetz* bezeichnen wollen. Wenn wir nun fragen, welches die *Ursache* für das Auftreten einer ganz bestimmten Lesestörung ist, so sollte die differenzierte Antwort darauf lauten, welche notwendigen und/oder hinreichenden Bedingungen in dem betreffenden Fall zu der beobachteten Art von Lesestörung führten. Welche Bedingungen dies sind, muß durch genaue Untersuchungen herausgefunden werden. Dann wird es oft nicht die einfache Antwort geben können, es seien z. B. die zu kurzen Fixationszeiten gewesen, die Ursache der Lesestörung sind. Man wird angeben müssen, daß diese kurzen Fixationszeiten nur deshalb zu einer hinreichenden Bedingung für das Auftreten einer Lesestörung wurden, weil die Fähigkeit zur gleichzeitigen Wahrnehmung mehrerer Buchstaben eines Wortsegments vermindert war.

Die LeserInnen können selbst die für eine bestimmte Lesestörung in Frage kommenden Bedingungsnetze knüpfen. Um es nochmals zu betonen: Wir sollten uns nicht mit den meist zu simplen Antworten, dies oder jenes sei die Ursache für die Lesestörung, zufrieden geben, sondern uns eine differenziertere Betrachtungsweise zu eigen machen. Das oben entwickelte *Bedingungsnetz* kann nur ein vereinfachtes Beispiel für eine solche Betrachtungsweise sein. Häufig wird zu der hier beispielhaften Betrachtung eine statistische Argumentation hinzutreten. Dann wird z. B. die Wahrscheinlichkeit des Auftretens einer bestimmten Störung eine hinreichende Bedingung dafür sein, daß eine andere Störung mit einer bestimmten Wahrscheinlichkeit auftritt.

12.2 Begleitsymptome

Was bisher besprochen wurde, waren mögliche notwendige und/oder hinreichende Bedingungen aus dem Bedingungsnetz für das Auftreten von Lesestörungen. Patienten mit einer Verminderung der Lese- und/oder Schreibfähigkeit zeigen darüber hinaus oft Schwächen in anderen Fähigkeiten, die jedoch keine Bedingungen für das Auftreten von Lesestörungen sind. Diese sind somit auch keine Elemente des Bedingungsnetzes für das Auftreten von Lesestörungen. Wir wollen solche Leistungseinbußen, die keine Bedingungen für das Auftreten von Lesestörungen sind, als *Begleitsymptome* bezeichnen. Diese *Begleitsymptome* stehen, um eine etwas unpräzise Ausdrucksweise zu verwenden, in keinem „ursächlichen" Zusammenhang zu den Lesestörungen, kommen jedoch gemeinsam mit ihnen vor. Es verhält sich wie in dem bekannten Beispiel, daß aus einer Zunahme der Zahl der Störche und einer gleichzeitigen Erhöhung der Geburtenziffern noch nicht auf einen ursächlichen Zusammenhang zwischen beiden Ereignissen zu schließen ist. Entsprechend darf aus dem gleichzeitigen Vorliegen mehrerer Leistungsdefizite noch nicht auf einen ursächlichen Zusammenhang zwischen diesen geschlossen werden. Dennoch wird in der Forschung häufig versucht, den Eindruck zu erwecken, man habe einen ursächlichen Zusammenhang zwischen einer Lesestörung und gleichzeitig auftretenden anderen Leistungsdefiziten gefunden, obwohl nicht mehr als ein gleichzeitiges Auftreten verschiedener Leistungsdefizite festgestellt wurde. Wird auf der Grundlage einer solchen Argumentation zudem ein therapeutisches Verfahren vorgeschlagen, so ist dessen Wirkungslosigkeit schon aus logischen Gründen zu erwarten.

13. „Legasthenie" – eine angemessene Diagnose?

13.1 Gibt es legastheniespezifische Lesefehler?

Nachdem nun zahlreiche mögliche Bedingungen für das Auftreten von Lesestörungen besprochen wurden, stellt sich die Frage, ob die globale Diagnose der *Legasthenie* überhaupt sinnvoll ist.

Es wäre naheliegend, den Begriff der Legasthenie durch das Auftreten von Lesefehlern zu definieren, die bei normalen Lesern nicht vorkommen und nur spezifisch für die Legasthenie sind. Es ist jedoch nicht gelungen, Arten von Lesefehlern zu identifizieren, die allein bei Legasthenikern, nicht jedoch bei normalen Lesern auftreten. Wenn Kinder, die in ihrer Leseleistung einen Rückstand gegenüber gleichaltrigen Kindern hatten, einen Text lesen sollten, den normale Leser ihres Alters problemlos lesen konnten, machten sie zahlreiche Fehler. Die gleichen Fehler machten jüngere Kinder, die für ihr Alter eine normale Leseleistung zeigten, wenn sie den gleichen Text lesen sollten. Aufgrund ihres geringeren Alters hatten letztere jedoch erst das Leseniveau der in ihrer Leseleistung verzögerten älteren Kinder erreicht.[71] Normal lesende Kinder machten dieselben Fehler wie sogenannte Legastheniker, wenn sie in einem Überforderungsexperiment ihnen unbekannte Wörter, ihnen ungewohnt schwierige Texte oder Texte einer Fremdsprache lesen mußten.[72] Wir können also davon ausgehen, daß es keine als Legasthenie bezeichnete Lesestörung gibt, die sich durch legastheniespezifische Lesefehler auszeichnet.

Im deutschsprachigen Raum wird von einer Legasthenie gesprochen, wenn trotz durchschnittlicher Intelligenz die Leseleistung unterhalb der Norm bleibt. Als Intelligenzquotient wird häufig ein IQ von größer als 90 und in Lese- oder Rechtschreibtests ein Prozentrang von weniger als 15 vorausgesetzt.[73] Dabei wurde darauf hingewiesen, daß es von dem jeweils verwendeten Intelligenztest bzw. von den jeweiligen Untertests abhängt, ob ein Kind als Legastheniker zu gelten hat.[74]

In heute gebräuchlichen Klassifikationen psychischer Störungen wurde der Begriff der Legasthenie durch den Begriff der Lese- und Rechtschreibstörung ersetzt.[75] In den Diagnostischen Leitlinien wird auch hier auf das Intelligenzniveau Bezug genommen, indem gefordert wird: „Die Leseleistungen des Kindes müssen unter dem

Niveau liegen, das aufgrund des Alters, der allgemeinen Intelligenz und der Beschulung zu erwarten ist."[75] Doch unabhängig davon, ob man den Begriff der Legasthenie, den Begriff der Lesestörung, der Entwicklungsdyslexie oder einen anderen Begriff verwendet, um eine verminderte Lesefähigkeit zu bezeichnen, der Rückgriff auf ein bestimmtes Intelligenzniveau erscheint aus grundsätzlichen Erwägungen problematisch.

13.2 Intelligenz, ein ungeeignetes Kriterium

Kinder, deren Leistungen in mehreren Bereichen eingeschränkt sind und die daher in „Intelligenztests" als *lernbehindert* oder als *geistig behindert* eingestuft werden, zeigen häufig, jedoch nicht notwendigerweise auch Leistungsschwächen in Bereichen, die Voraussetzung für das Lesen und für die Rechtschreibung sind. Die Kinder sind oft schon überfordert, wenn sie zwei, drei oder mehr Buchstaben gleichzeitig lesen sollen, sie also zu Buchstaben die zugehörigen Laute aus dem Gedächtnis abrufen müssen. Die Gedächtnisleistung mag schon nicht ausreichen, um zu diesen Buchstaben die zugehörigen Laute im Gedächtnis abzuspeichern oder lange Zeit im Gedächtnis zu behalten. Die Kinder lernen dann trotz aller therapeutischen Bemühung nicht, wie bestimmte Buchstabenverbindungen ausgesprochen werden.

Neben diesen Gedächtnisdefiziten können alle sonstigen nur denkbaren Störungen gegenwärtig sein. Aber es gibt nicht, von allen Einzelleistungen losgelöst, *die Intelligenz* schlechthin, deren Schwäche eine Lesestörung verursachen könnte. Was als *Intelligenz* in „Intelligenztests" gemessen wird, ist nicht *Intelligenz* als Einzelleistung. Im HAWIE (Hamburg-Wechsler-Intelligenztest) werden z. B. komplexe Fähigkeiten getestet, die sich aus mehreren Einzelleistungen zusammensetzen. Zeigt sich eine Leistungseinbuße in einem Untertest, so läßt sich zwar sagen, daß eine gegenüber der Norm verminderte Leistung zur Lösung der betreffenden Aufgabe besteht. Ein solches Leistungsdefizit kann jedoch die Folge sehr unterschiedlicher Störungen sein.

Betrachten wir dazu die in zahlreichen Tests (z. B. dem Test zur „Prüfung optischer Differenzierungsleistungen"[76]) gestellte Aufgabe, in einer Reihe von Bildern ein Bild wiederzufinden. Dabei wird ein Bild gezeigt, das in einer Bilderreihe wiedergefunden werden soll. Dieses zu findende Bild taucht in der Bilderreihe einmal auf. Alle anderen Bilder der Reihe unterscheiden sich in geringen Details von dem zu findenden Bild. Die Lösung einer solchen Aufgabe erfordert z. B. Formwahrnehmungsleistungen, ein genaues visuelles Absuchen der Vorlage und ein Kurzzeitgedächtnis für komplexe Formen.

Das zu suchende Bild kann nur dann in der Bilderreihe wiedergefunden werden, wenn es genau mit der Augen abgesucht (*exploriert*) wird, die geometrischen Formen richtig wahrgenommen und im Kurzzeitgedächtnis gespeichert werden. Nun müssen alle Bilder der Reihe exploriert, ihre Formen erkannt, das Bild am linken Rand aus dem Gedächtnis abgerufen und mit dem in einem bestimmten Augenblick gesehenen verglichen werden. Bei jedem „Arbeitsschritt", der notwendig ist, die Testaufgabe zu lösen, werden Leistungen benötigt, die selektiv gestört sein können, während alle anderen Leistungen möglicherweise unbeeinträchtigt sind. Versagt ein Kind beim Lösen einer Testaufgabe, so stellt sich die Frage, die Verminderung welcher Einzelleistung als Ursache dafür in Frage kommt. Zunächst sind Wahrnehmungsleistungen in hinreichender Detailliertheit abzuklären. Unverzichtbar ist die Analyse der Abfolge von Augenbewegungen, die Untersuchung, zu welchen Orten der Blick gerichtet wird, und der Zeit, die die Augen bei einem Blickziel verweilen. Natürlich sind hier auch Gedächtnisleistungen für visuelle Formen zu untersuchen.

Das gleiche gilt auch für andere Testaufgaben, wie z. B. den „Zahlensymboltest" aus dem Hamburg-Wechsler-Intelligenztest für Kinder.[77] Neben Wahrnehmungsleistungen und genauer visueller Exploration sind auch Leistungen des Kurzzeitgedächtnisses für Zahlen und Formen Bedingung für das Bewältigen einer solchen Aufgabe. Stets ist danach zu fragen, welche Einzelleistungen am Lösen der Aufgabe beteiligt sind und welche Einzelleistung gegebenenfalls vermindert ist.

Die Begriffe, mit denen Testergebnisse laut Testanweisung oft zu interpretieren sind, verleiten leicht zu der falschen Annahme, die Anwendung eines solchen Tests erlaube das Auffinden der gestörten Einzelleistung. So interpretiert der oben angeführte POD z. B. eine mangelnde Fähigkeit, in Reihen von je sechs Bildern ein Bild wiederzufinden, in Begriffen wie die *Störung optomotorischer Koordination* und der *unzureichenden optischen Differenzierungs-*

fähigkeit. Der HAWIK interpretiert eine nicht der Altersnorm entsprechende Fähigkeit, den Zahlensymboltest zu lösen, als eine Min-
derung der *visuell-motorischen Koordination* und der *allgemeinen
psychomotorischen Geschwindigkeit.*

Die sogenannte *optomotorische Koordination, optische Differenzierungsfähigkeit, visuell-motorische Koordination* oder die *allge-
meine psychomotorische Geschwindigkeit* sind jedoch keine Einzelleistungen, die durch ein bestimmtes neuronales System vermittelt
würden. Es handelt sich vielmehr um Begriffe, die komplexe Leistungen bezeichnen, die sich aus zahlreichen Einzelleistungen zusammensetzen. Jede dieser Einzelleistungen kann in unterschiedli-
chem Ausmaß beeinträchtigt sein, während andere Einzelleistungen
in vollem Umfang zur Verfügung stehen. Man würde der Komplexität der bei solchen Testaufgaben benötigten Hirnleistungen nicht
gerecht, wollte man Diagnosen in dem oben genannten Begriffsrah-
men formulieren. Weder können wir die als Ergebnis solcher Tests
gefundene *verminderte Intelligenz* noch in Untertests festgestellte
Leistungen, wie z. B. die *Störung der optomotorischen Koordination*
oder *der optischen Differenzierungsfähigkeit,* als Ursache für eine
Lesestörung betrachten. Die zugrundeliegenden Einzelleistungen
müssen über den Rahmen solcher Tests hinaus so differenziert wie
möglich untersucht und das jeweilige Niveau der untersuchten Einzelleistungen muß beschrieben werden.

Nehmen wir an, bei einem Kind – nennen wir es Andreas – seien
mehrere intellektuelle Einzelleistungen vermindert, die Lesestörung
würde jedoch nur durch eine einzige dieser verminderten Einzelleistungen hervorgerufen. Die übrigen verminderten Einzelleistungen
hätten dagegen keinerlei Einfluß auf die Leseleistung. Sie seien aber
die Ursache dafür, daß das Kind in einem Intelligenztest so schlecht
abschneidet, daß es als lernbehindert einzustufen ist. Im Falle eines
anderen Kindes – nennen wir es Peter – würde die Lesestörung
durch die gleiche verminderte Einzelleistung wie bei Andreas hervorgerufen. Bei Peter seien jedoch alle anderen Einzelleistungen
normal, so daß er in einem Intelligenztest altersgemäße Leistungen
zeigt. Dann würde nur Peter als *Legastheniker* bezeichnet, weil er
normal intelligent ist. Andreas dagegen wäre kein *Legastheniker,* da
bei ihm eine intellektuelle Minderbegabung besteht. Dieselbe Lesestörung, die auf gleiche Weise verursacht ist, würde einmal als *Legasthenie,* ein anderes Mal nicht als *Legasthenie* bezeichnet. Dies

macht natürlich keinen Sinn. Die Diagnose einer Legasthenie dadurch zu begründen, daß neben der Ursache für die Lesestörung noch andere Leistungseinbußen bestehen, die von der Lesestörung unabhängig sind, ist eine willkürliche Einteilung.

Betrachten wir zur Illustration noch einen konkreten Fall. Der wirklich existierende Andreas war, als der Autor ihn untersuchte, ein 12jähriger Junge, der aufgrund der Ergebnisse mehrerer Intelligenztests als lernbehindert einzustufen war. Auch seine Fähigkeit, in der Schule vermittelte Inhalte im Gedächtnis zu speichern, war deutlich vermindert. Einzelne Buchstaben erkannte er problemlos, konnte sich so einen Text erbuchstabieren. Es war ihm jedoch ganz unmöglich, mehrere Buchstaben gleichzeitig zu erkennen. Dieses Defizit war jedoch nicht verursacht durch seine Lern- und Verständnisdefizite in anderen Bereichen. Er verstand genau, daß er mehrere Buchstaben gleichzeitig lesen sollte, und dennoch wollte ihm dies nicht gelingen. Zahlreiche Kinder, die in Intelligenztests die Normanforderungen gut erfüllen, zeigen genau die gleichen Defizite bei dem Versuch, mehrere Buchstaben eines Wortes gleichzeitig zu erkennen. Da die übrigen Leistungen sich jedoch im Normbereich befinden, werden diese Kinder als *Legastheniker* bezeichnet, während Andreas als lernbehindertes Kind mit genau der gleichen Lesestörung nicht als *Legastheniker* anzusehen wäre. Die gleiche Störung wird so unterschiedlich bezeichnet, weil zusätzliche Störungen bestehen, die jedoch von der Lesestörung unabhängig sind.

13.3 Die Definition der Legasthenie durch Ausschlußkriterien

Ein adäquater Legastheniebegriff ist auch nicht dadurch zu definieren, daß man zusätzliche Ausschlußkriterien formuliert. So könnte man nur dann von einer Legasthenie sprechen, wenn nicht nur ausgeschlossen ist, daß die Lesestörung durch eine verminderte Intelligenz zustande kam, sondern wenn die Leseschwäche auch nicht durch eine Augenerkrankung oder eine neurologische Erkrankung hervorgerufen wurde. Doch ist dies eine völlig willkürliche Begriffsfestlegung, die weder diagnostisch noch therapeutisch sinnvoll ist. Der weitaus größte Teil aller Lesestörungen ist in einer Einschränkung der Funktionsfähigkeit derjenigen Hirnareale zu suchen, die die zum Lesen notwendigen Leistungen bereitstellen. Wie bereits erwähnt wurde, gehören dazu z. B. die Speicherung und der Abruf von

Lautfolgen und Bedeutungen aus dem Gedächtnis, die Fähigkeit, das Aufmerksamkeitsfeld auszudehnen, die Steuerung hinreichend langer Fixationszeiten, adäquater Blicksprünge etc. Leistungsdefizite, die das Lesen behindern, können erworben sein, nachdem das Lesen bereits beherrscht wurde – dann geht die Leseleistung wieder verloren –, oder für das Lesen relevante Hirnstrukturen konnten sich nicht so entwickeln, daß eine normale Leistungsfähigkeit entstand. Im letzteren Fall tritt eine entwicklungsbedingte Lesestörung auf. Fordert man nun für die Diagnose der Legasthenie, daß alle neurobiologischen Bedingungen für das Auftreten der Lesestörung ausgeschlossen sein sollen, so bleiben auf den ersten Blick nur Lese- und Rechtschreibstörungen übrig, die entweder erziehungsbedingt sind oder durch Umweltfaktoren ausgelöst wurden. Man befindet sich jedoch im Irrtum, wenn man glaubt, was durch falsche Erziehung oder ungünstige Umweltbedingungen verursacht sei, habe keine neurobiologische Entsprechung. Alle Erfahrungen, die unsere kognitiven Leistungen beeinflussen, tun dies durch die Vermittlung von Hirnfunktionen.

Das neurobiologische Korrelat der Veränderung kognitiver Leistungen durch die Erfahrung ist in der Regel allerdings nicht so einfach festzustellen. Dennoch wissen wir aus umfangreicher Forschung, daß Erfahrung unsere Hirnfunktionen modifiziert. Gerade in neuerer Zeit wurde es möglich, auch beim Menschen durch einen „Blick in das arbeitende Gehirn" zu sehen, wie Erfahrung unsere Gehirnfunktionen beeinflußt und bleibende Spuren hinterläßt (z. B. durch die funktionelle Kernspintomographie oder die Positronenemissionstomographie). Erziehungsbedingte mangelnde „Motivation" kann z. B. einen Einfluß auf die beim Lesen aufgewendeten Aufmerksamkeitsleistungen haben. Infolgedessen wird der Text nur „oberflächlich" gelesen. Dies kann sich in kurzen Fixationszeiten und großen Blicksprüngen ausdrücken. Durch die geringe Anstrengung kann darüber hinaus das Aufmerksamkeitsfeld verkleinert sein. Es ist anzunehmen, daß eine geringe „Anstrengung" beim Lesen auch neuronale Netzwerke, die andere für das Lesen wichtige Leistungen vermitteln, auf einem verminderten Aktivierungsniveau beläßt. Dadurch wird das Leistungspotential dieser Strukturen nur eingeschränkt genutzt. Wir wissen schon aus der Alltagserfahrung, daß lustlos und ohne Anstrengung ausgeführte Tätigkeiten nicht sehr erfolgreich sind. Der Grund liegt in biologischen und eben auch neurobiologischen Abläufen, die unter solchen Bedingungen vermindert sind. Einige dieser neurobiologischen Vorgänge werden im folgenden Kapitel dargestellt. Die gelegentlich noch vertretene Auffassung, Erfahrung, Empfinden, Denken und manch andere kognitiven Leistungen seien von Hirnfunktionen unabhängig, kann als überholt betrachtet werden. Das gilt auch für das Verständnis von Lesestörungen.

Einzig durch Erziehung und Umwelteinflüsse bedingte Lesestörungen dürften nur den kleineren Teil aller Lesestörungen ausmachen. Sie sind zweifellos eine wichtige Komponente im Bedingungsnetz für das Auftreten von Lesestörungen und müssen stets beachtet werden. Sie stellen jedoch keine eigene Art der Lesestörung dar, die unabhängig von den bisher beschriebenen Bedingungen für das Auftreten von Lesestörungen sind, und sie bewegen sich nicht außerhalb des Anwendungsbereichs biologischer Analysen von Lesestörungen. Erziehung und Umwelteinflüsse sind eher als Faktoren anzusehen, die manche der besprochenen Bedingungen für das Auftreten von Lesestörungen fördern oder gar entstehen lassen können.

14. Neurobiologische Grundlagen des Lesens

Nach dem, was bisher über die *Legasthenie* gesagt wurde, dürfte es einleuchtend sein, daß es keinen Sinn macht, nach den neurobiologischen Grundlagen der *Legasthenie* schlechthin zu fragen. Das, was als *Legasthenie* bezeichnet wurde, umfaßt unterschiedliche Lesestörungen, die durch sehr unterschiedliche Störungen neuronaler Schaltungen bedingt sind. Um den LeserInnen eine Vorstellung von den möglichen Orten neuronaler Fehlfunktionen zu geben, müssen wir deshalb sehr unterschiedliche neuronale Systeme betrachten.

14.1 Neurobiologische Grundprinzipien

Im Gehirn und in der Netzhaut gibt es verschiedene Arten von Nervenzellen, auch *Neuronen* genannt, die trotz ihres unterschiedlichen Aussehens doch etwa dem gleichen Bauplan folgen (vgl. Abb. 15). Sie bestehen aus einem *Soma*, das man als den Kopf der Nervenzelle betrachten könnte. Aus ihm entspringt ein dichtes Geflecht von *Dendriten*, die sich wie die Krone eines Baumes um das Soma ausbreiten. Von einem Ende des Somas nimmt das Axon, ein langer Fortsatz, seinen Ausgang. Bis auf einige Ausnahmen sind Axone mit einer isolierenden Schicht, den *Myelinscheiden*, umhüllt. Diese Isolierung ist jedoch nicht durchgehend, sondern es finden sich in Abständen von bis zu mehreren Millimetern Unterbrechungen die sogenannten *Ranvierschen Schnürringe*. Manche Axone beginnen sich schon bald nach ihrem Austritt aus dem Soma zu verzweigen, doch erreicht die Verzweigung erst im Endabschnitt des Axons ihren Höhepunkt. Den Abschluß jeder Verzweigung bildet eine keulenartige Verdickung, die als *synaptischer Endknopf* bezeichnet wird. Dies sind die Verbindungsstellen zu anderen Neuronen. Die synaptischen Endknöpfe stellen Kontakte mit den Dendriten anderer Neurone her, sitzen auf deren Somata oder befinden sich auf den synaptischen Endknöpfen anderer Nervenzellen. Auf jeder Nervenzelle befinden sich im Schnitt mehrere zehntausend dendritische Endknöpfe anderer Neurone. Diese synaptischen Endknöpfe berühren die von ihnen besetzte Nervenzelle jedoch nicht, sondern lassen einen bis zu zwei millionstel Millimeter breiten synaptischen Spalt offen. Um eine Information an die kontaktierte Nervenzelle

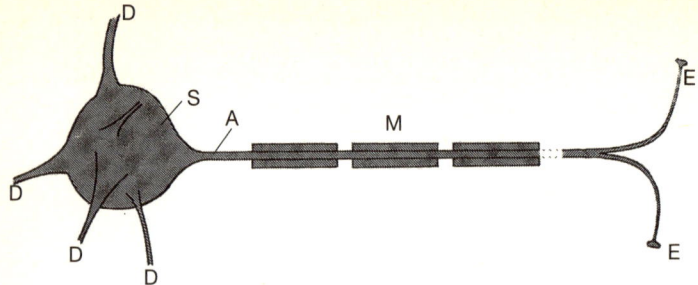

Abb. 15: Schematische Darstellung eines Neurons. Aus dem Soma (S) entspringen die Dendriten (D), die das Soma wie eine Baumkrone umgeben. Die Dendriten sind in der Abbildung bereits kurz nach Verlassen des Somas durchschnitten. Das Axon (A) ist der längste Fortsatz der Neuronen. Die meisten Axone sind von einer isolierenden, in Abständen unterbrochenen Myelinscheide (M) umgeben. Sie verzweigen sich an ihrem Ende in zahlreiche Äste, die mit einem synaptischen Endknopf (E) abschließen (aus Werth 1998).[119]

weiterzugeben, wird aus Bläschen, die sich in den synaptischen Endknöpfen befinden, ein Überträgerstoff (*Transmitter*) in diesen synaptischen Spalt ausgeschüttet. Einige dieser Überträgerstoffe üben einen erregenden, andere einen hemmenden Einfluß auf die Nervenzelle aus. Das Neuron zieht Bilanz aus der Gesamtheit der erregenden und hemmenden Einflüsse. Überwiegen die erregenden Einflüsse, so entsteht an der Membran der Nervenzelle ein elektrisches Phänomen.

Die Membran umschließt die Nervenzelle wie eine durchlässige Haut. Sie ist durchlässig für bestimmte elektrisch geladene Teilchen, sogenannte *Ionen*. Entscheidend sind vor allem die Kalium- und die Natriumionen. Ihre ungleiche Verteilung innerhalb und außerhalb der Zelle verursacht eine elektrische Spannung, die man messen kann, wenn man mit einer Elektrode in die Zelle einsticht. Im Ruhezustand des Neurons liegt diese Spannung (*Ruhepotential*) bei -60 bis -90 Millivolt. Durch das Überwiegen erregender Einflüsse kann die Spannung an der Zellmembran so lange weniger negativ werden, bis ein Wert erreicht wird, den man als *Schwelle* bezeichnet. Dieser Schwellenwert liegt bei etwa -50 Millivolt. Durch das Erreichen der Schwelle wird eine Folge dramatischer Ereignisse an der Zelle ausgelöst: Die Zellmembran erhöht ihre Durchlässigkeit für Natriumionen, die sodann in die Nervenzelle strömen. Dadurch steigt die Spannung an der Membran rapide an. Zeitlich etwas verzögert beginnt ein Ausstrom von Kaliumionen aus der Zelle. Der Anstieg der Spannung wird dadurch gebremst (die Rolle der Cl-Ionen wollen wir der Einfachheit halber hier vernachlässigen). Nachdem sie ein Maximum von etwa 30 Millivolt erreicht hat, fällt sie ab und kehrt wieder zu ihrem Ruhewert zurück. Dieser rasche Anstieg und Abfall der Membranspannung heißt *Aktionspotential*. Die Frequenz, mit der Aktionspotentiale auftreten können, ist, von einigen Ausnahmen abgesehen, auf etwa 500 pro Sekunde begrenzt. Ein Aktionspotential befindet sich jeweils an einer bestimmten Stelle des Neurons. Es beginnt am Abgang des Axons aus dem Soma und kann mit einer Geschwindigkeit von über 75 Metern pro Sekunde über das Axon fortgeleitet werden. Dabei springt das Aktionspotential von einer Stelle, an der die Isolierung des Axons unterbrochen ist, zur nächsten. Diese als *saltatorisch* bezeichnete Erregungsleitung läßt besonders hohe Leitungsgeschwindigkeiten zu.

Hat das Aktionspotential die synaptischen Endknöpfchen der Verzweigungen eines Axons erreicht, so löst es die Entleerung des in den dort befindlichen *Vesikeln* gespeicherten Überträgerstoff in den synaptischen Spalt aus. Diese üben wieder erregende oder hemmende Einflüsse auf die Nervenzelle aus, an der sie sitzen. Die ausgeschütteten Überträgerstoffe werden sodann wieder abgebaut, und bei Ankunft des nächsten Aktionspotentials können erneut Überträgerstoffe in den freigewordenen synaptischen Spalt ausgeschüttet werden. So entstehen fortwährend neue Aktionspotentiale, die über die Axonen der Nervenzellen wandern, es werden Überträgerstoffe ausgeschüttet, die die nachfolgende Nervenzelle erregen oder hemmen, und die Überträgerstoffe werden wieder abgebaut. Die Häufigkeit, mit der Aktionspotentiale entstehen und weitergeleitet werden, sowie die Ausschüttung und der Abbau von Überträgerstoffen ist eine Art der Nervenzellen, Information zu kodieren und auf andere Nervenzellen zu übertragen.

Diese Information läßt sich registrieren, wenn man eine Elektrode in das Gehirn oder die Netzhaut einsticht und ihre Spitze in die Nähe einer Nervenzelle bringt. Dann werden die Aktionspotentiale, die eine Nervenzelle generiert, erkennbar. Bereits in Nervenzellen der Netzhaut, sogenannten *Ganglienzellen*, können Aktionspotentiale beobachtet werden. Zeigt man einem Versuchstier Lichtreize, so erhöhen die Ganglienzellen der Netzhaut die Frequenz ihrer Aktionspotentiale nur dann, wenn ein Lichtreiz in einem bestimmten Bereich der Retina erscheint. Dieses Gebiet der Retina heißt *On-Zone*. Die Ganglienzellen erhöhen die Frequenz der Aktionspotentiale auch dann, wenn ein Lichtreiz, der einen bestimmten Retinabereich beleuchtete, verschwindet, das Licht in diesem Bereich also abgeschaltet wird. Ein solches Retinaareal wird als *Off-Zone* bezeichnet. Das gesamte Gebiet der Netzhaut, in dem visuelle Reize die Reaktion eines Neurons beeinflussen, heißt das *rezeptive Feld* dieses Neurons.

14.2 Die Analyse von Sehreizen in der Netzhaut

Es wurde oben bereits erwähnt, daß die innerhalb einer Fixationsphase simultan zu lesenden Buchstaben eines Wortes in der etwa 1,5 mm großen Fovea des Auges und im parafovealen Bereich der Netzhaut abgebildet werden müssen. Hier steht die höchste Sehschärfe zum Erkennen des Textes zur Verfügung.[78] Aufgrund der beschränkten Ausdehnung des Gebietes hoher Sehschärfe und aufgrund der beschriebenen lateralen Maskierung von Buchstaben durch andere Buchstaben können bei einem Augenabstand von 25 cm vom Text höchstens vier bis fünf Buchstaben auf jeder Seite des Fixationspunktes gesehen werden.[79] Diese Besonderheit des zentralen Netzhautbereichs ist durch besondere anatomische und physiologische Eigenschaften begründet:

Obwohl der Netzhaut *Stäbchen* und *Zapfen* als Photorezeptoren zur Verfügung stehen, enthält die Fovea nur *Zapfen*. Sie dienen dem Sehen kleiner Details, haben eine hohe zeitliche Auflösung und ermöglichen das Farbensehen. Während die Stäbchen für das farblose Dämmerungssehen zuständig sind, dienen die Zapfen dem Tagessehen. Es gibt drei Arten farbempfindlicher Zapfen, die sich in ihrer maximalen Fähigkeit, Licht verschiedener Wellenlängen zu absorbieren, unterscheiden. Ihre Lichtempfindlichkeit ist jedoch weit geringer als die der Stäbchen. Sie absorbieren auftreffende Lichtquanten, wodurch eine photochemische Reaktion entsteht. Auf diese folgt eine Verschiebung des elektrischen Potentials ihrer Zellmembran (Hyperpolarisation), die zu nachgeschalteten Zellen weitergeleitet wird. Bei diesen nachgeschalteten Zellen handelt es sich um sogenannte *Bipolarzellen*, mit denen die Zapfen in Kontakt stehen

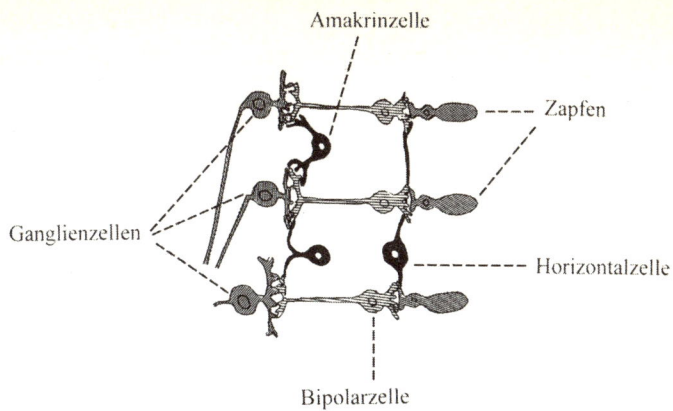

Amakrinzelle

Zapfen

Ganglienzellen

Horizontalzelle

Bipolarzelle

Abb. 16: Verschaltungen der Netzhaut.

und ihre Information zu sogenannten *Ganglienzellen* der Netzhaut weiterleiten. In der Fovea finden wir nicht nur die höchste Rezeptordichte, sondern auch die höchste Dichte an Ganglienzellen.[80] Beim Menschen und anderen Primaten findet sich in der Fovea sogar eine 1:1-Relation zwischen der Anzahl der Rezeptoren, der Anzahl der Bipolarzellen und der Anzahl der Ganglienzellen.[81] Die Dichte der Zapfen in der Fovea spielt eine wesentliche Rolle für die hohe Sehschärfe in einem Retinabereich. Der kleinste Abstand eben noch als getrennt wahrnehmbarer Lichtpunkte entspricht hier nämlich dem Abstand der Zapfen voneinander.

Erst nach der Passage einer komplexen Verschaltung von sogenannten *Horizontal-* und *Amakrinzellen* erreicht die Information die Ganglienzellen der Netzhaut (Abb. 16). *Ganglienzellen* der Retina besitzen rezeptive Felder mit einer scheibenförmigen On-Zone und einer ringförmig um diese On-Zone liegenden Off-Zone.[82] Man spricht dann von *On-Zentrum-Neuronen* mit einer *Off-Peripherie.* Beleuchtet man nur das On-Zentrum oder schaltet Licht nur in der Off-Peripherie aus, so erhöht die Nervenzelle die Frequenz ihrer Aktionspotentiale. Beleuchtet man gleichzeitig das On-Zentrum und die Off-Peripherie, so hemmt die Beleuchtung der Off-Peripherie die durch Beleuchtung des On-Zentrums zu erwartende Erhöhung der Frequenz von Aktionspotentialen. Das Resultat ist eine geringe Erhöhung der Frequenz der Aktionspotentiale wäh-

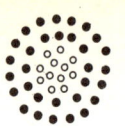

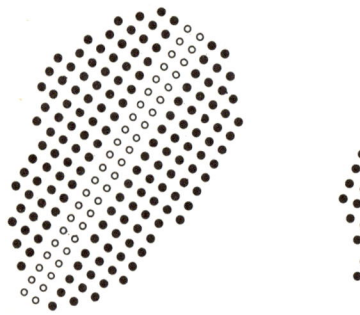

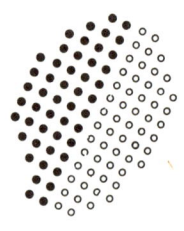

Abb. 17: Schematische Darstellung rezeptiver Felder. Oben: Konzentrisches rezeptives Feld von Ganglienzellen der Netzhaut oder Neuronen des lateralen Kniehöckers. Die On-Zonen, in denen das Anschalten eines Lichts die Frequenz der Aktionspotentiale eines Neurons erhöht, sind durch Kreise dargestellt. Die Punkte repräsentieren Off-Zonen, in denen die Beleuchtung ausgeschaltet werden muß, damit die Frequenz der Aktionspotentiale eines Neurons sich erhöht. Darunter sind zwei einfache rezeptive Felder schematisch dargestellt, wie sie z. B. in Area V1 des visuellen Cortex vorkommen (nach Hubel und Wiesel 1962).

rend der diffusen Beleuchtung des gesamten rezeptiven Feldes. Verdunkelt man dagegen das On-Zentrum und gleichzeitig die Off-Peripherie, so hemmt jetzt die Verdunklung des Zentrums die durch Verdunklung der Off-Peripherie zu erwartende Erhöhung der Frequenz von Aktionspotentialen. On-Zentrum und Off-Peripherie hemmen sich also gegenseitig, wenn das On-Zentrum verdunkelt oder die Off-Peripherie beleuchtet wird. Man spricht deshalb davon, daß Zentrum und Peripherie dieser rezeptiven Felder *antagonistisch* organisiert sind. Außer Ganglienzellen mit einem On-Zentrum und einer Off-Peripherie gibt es in der Netzhaut auch Ganglienzellen, deren rezeptive Felder ein Off-Zentrum und eine On-Peripherie besitzen (Abb. 17). Alle Ganglienzellen der Netzhaut haben solche konzentrisch organisierten rezeptiven Felder, entweder mit einem On-Zentrum und einer Off-Peripherie oder mit einem Off-Zentrum und einer On-Peripherie.

Fortsätze (Axone) der in der Netzhaut liegenden Ganglienzellen verlassen die Netzhaut und vereinigen sich zum Sehnerv. Über ihn werden die durch die visuellen Reize hervorgebrachten erregenden und hemmenden Einflüsse an das Gehirn geleitet. Die Ganglienzellen werden in drei Typen eingeteilt: α-, β- und γ-Zellen. Bei der überwiegenden Mehrheit (80 %) der Ganglienzellen der Netzhaut handelt es sich um β-Zellen. Sie haben kleine rezeptive Felder und ein hohes räumliches Auflösungsvermögen, garantieren also eine große Sehschärfe.[83] Ihre Somata sind klein und ihre Ausläufer (Axone) dünn. Die Axone ziehen zu den als *parvozellulär* bezeichneten Schichten des (dorsalen) lateralen Kniehöckers, eines Kerngebietes des Thalamus.[84] Als α-*Zellen* bezeichnete Ganglienzellen, die nur etwa 10 % aller Ganglienzellen der Netzhaut ausmachen, schicken dagegen ihre Fortsätze (Axone) zu den *magnozellulär* bezeichneten Schichten des dorsalen lateralen Kniehöckers.[84] Diese Zellen haben große Somata und dicke Axone. Ihre rezeptiven Felder sind groß. Sie besitzen zwar ein hohes zeitliches, aber nur ein geringes räumliches Auflösungsvermögen. Vermutlich dienen sie in besonderem Maße der Wahrnehmung von Bewegungen. Die übrigen 10 % retinaler Ganglienzellen sind γ-Zellen, ebenfalls mit relativ kleinen Somata. Für sie sind Verbindungen zu Strukturen außerhalb der Großhirnrinde, wie z. B. zu den *Colliculi superiores*, auf die wir später noch kommen werden, beschrieben worden.[85]

Es wurde die Hypothese aufgestellt, Lesestörungen könnten durch eine Funktionsminderung der magnozellulären Bahn hervorgerufen werden.[86] Dabei wurde vermutet, daß das parvozelluläre System das Bild der Buchstaben erzeugt, die während einer Fixationsphase zu lesen sind. Das magnozelluläre System soll dagegen das parvozelluläre System während jeder Sakkade, die auf die Fixationsphase folgt, hemmen. Das Bild, das der Leser während der Fixationsphase, die durch den Blicksprung beendet wurde, hat, soll durch diese Hemmung ausgelöscht werden. Eine Schwäche des magnozellulären Systems soll diese Hemmung nur noch unvollkommen zustande bringen. Als Folge sollen sich das nicht hinreichend gelöschte Bild der vergangenen Fixationsphase und das Bild der Fixationsphase, die auf die Sakkade folgt, überlagern. Das Ergebnis wäre ein undeutliches Sehen der in jeder Fixationsphase zu lesenden Buchstaben.

14.3 Der Weg zum Gehirn

Entscheidend für das Verständnis besonders der besprochenen hemianopen Lesestörungen ist die Art der Kreuzung von Axonen der Ganglienzellen der Netzhaut in der Sehnervenkreuzung, dem Chiasma opticum. Stellen wir uns vor, die Netzhaut beider Augen sei in eine linke und eine rechte Hälfte unterteilt. Die Grenze zwischen beiden Netzhauthälften verläuft senkrecht durch die Mitte der Fovea. Alle Axone, die von Ganglienzellen ausgehen, die in den inneren, d. h. neben der Nase gelegenen Netzhauthälften, ausgehen (weshalb man auch von den *nasalen* Netzhauthälften spricht), kreuzen in der Sehnervenkreuzung (dem *Chiasma opticum*) zur Gegenseite (Abb. 18). So ziehen die Fasern der nasalen Netzhauthälfte des linken Auges zur rechten Gehirnhälfte und die Fasern aus der nasalen Netzhauthälfte des rechten Auges zur linken Gehirnhälfte. Axone von Ganglienzellen der äußeren Netzhauthälften ziehen hingegen ungekreuzt zum Gehirn. Fixieren wir nun einen Buchstaben, so werden alle Buchstaben, die links vom fixierten Buchstaben liegen, auf die rechte Netzhauthälfte eines jeden Auges projiziert. Durch diese Buchstaben wird ein Prozeß in den Photorezeptoren ausgelöst, der schließlich zu einer physiologischen Reaktion der Ganglienzellen der betreffenden Netzhauthälften führt. Die in den Ganglienzellen physiologisch kodierte Information über diese Buchstaben wird dann nur zur rechten Hirnhälfte geleitet.

Durch diese anatomischen Verhältnisse erklärt sich das Entstehen einer (homonymen) Halbseitenblindheit: Sind die Faserverbindungen zum Gehirn nach der Sehnervenkreuzung unterbrochen, so kann die Information aus einer Retinahälfte eines jeden Auges die betreffende Hirnhälfte nicht mehr erreichen. Die entsprechenden Netzhautbereiche erblinden. Ist die Verbindung zur rechten Hirnhälfte unterbrochen, so erblinden die beiden rechten Netzhauthälften. Ist hingegen die Verbindung zur linken Hirnhälfte unterbrochen, so erblinden die linken Netzhauthälften.

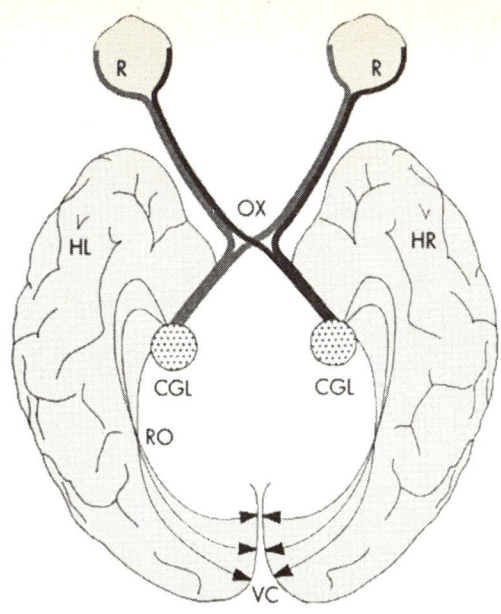

Abb. 18: Die Axone der Ganglienzellen der Netzhaut vereinigen sich zum Sehnerv. In der Sehnervenkreuzung wechseln alle Axone von Ganglienzellen der inneren, neben der Nase gelegenen Hälften der Netzhaut beider Augen zur Gegenseite. Axone von Ganglienzellen der beiden äußeren Netzhauthälften ziehen hingegen ohne „Seitenwechsel" zum Gehirn. R: Netzhaut; OX: Sehnervenkreuzung; CGL: lateraler Knieköcker, in dem die Axone, die den Sehnerv bilden, enden; VC Cortex des Hinterhauptslappens in Area V1. Hier enden Axone der Sehstrahlung (RO), die im lateralen Knieköcker entspringen. HL: linke Hirnhemisphäre; HR: rechte Hirnhemisphäre. Nicht eingezeichnet sind Verbindungen zu den Collicili superiores, dem Pulvinar Thalami, dem Praetectum sowie zu dem akzessorischen optischen System (aus Werth 1998[19]).

14.4 Die zweite Schaltstation des Sehsystems

Die Fasern des Sehnervs enden in sechs übereinanderliegenden Schichten des lateralen Kniehöckers. Jede dieser Schichten empfängt nur Axone aus einem Auge. Sie enden in einer geordneten Weise. Die Stimulation benachbarter Orte auf der Retina beeinflußt nämlich Nervenzellen an benachbarten Orten des lateralen Kniehöckers. Man spricht deshalb von einer *retinotopischen* Repräsentation der Retina auf dem lateralen Kniehöcker. Aufgrund der besprochenen Kreuzung der Axone in der Sehnervenkreuzung enthält der rechte laterale Kniehöcker eine Repräsentation der rechten Netzhauthälften beider Augen, und der linke laterale Kniehöcker enthält eine Repräsentation der linken Netzhauthälften. Die Information wird hier an andere Nervenzellen weitergegeben, und es findet eine komplexe Verschaltung statt. Obwohl die Fovea auf der Netzhaut nur einen sehr kleinen Raum einnimmt, ist sie proportinal auf einem weit größeren Bereich des lateralen Kniehöckers repräsentiert als die übrigen Gebiete der Netzhaut.

Auch die Nervenzellen des lateralen Kniehöckers haben konzentrische rezeptive Felder mit dem gleichen Aufbau der On- und Off-Zonen wie die Ganglienzellen der Retina.[87] Die rezeptiven Felder der Zellen des lateralen Kniehöckers sind jedoch etwas größer als diejenigen der Ganglienzellen in der Retina. Rezeptive Felder des lateralen Kniehöckers sind über die gesamte Retina verstreut. Die rezeptiven Felder verschiedener Nervenzellen können in benachbarten Netzhautgebieten liegen, können sich jedoch auch überlappen.

14.5 Die Analyse von Sehreizen im Großhirn

Nach der Verschaltung im lateralen Kniehöcker, in dem die Fasern der α- und β-Ganglienzellen der Netzhaut enden, wird die Information vom lateralen Kniehöcker zum Hinterhauptslappen des Gehirns weitergeleitet. Hier enden die Fasern aus dem lateralen Kniehöcker wieder in retinotopisch geordneter Weise vor allem in der Area V1 der Großhirnrinde (vgl. Abb. 19 und 20). Dabei ist die Fovea proportional in einem weit größeren Rindengebiet repräsentiert als alle anderen Retinabereiche.[88] Neben dieser Verbindung besteht eine weniger prominente Verbindung zu an die Area V1 grenzenden Gebieten des Gehirns.[89]

In der Area V1 der Großhirnrinde finden sich, neben Neuronen mit den bereits beschriebenen konzentrischen rezeptiven Feldern, Nervenzellen mit rezeptiven Feldern einer weitaus komplexeren Organisation.[90] Sogenannte *einfache rezeptive Felder* haben eine längliche Gestalt: On- und Off-Zonen sind nebeneinander angeordnet (Abb. 17). Der wirksamste Reiz für Neuronen mit solchen rezeptiven Feldern sind Lichtbalken oder eine verdunkelte balken-

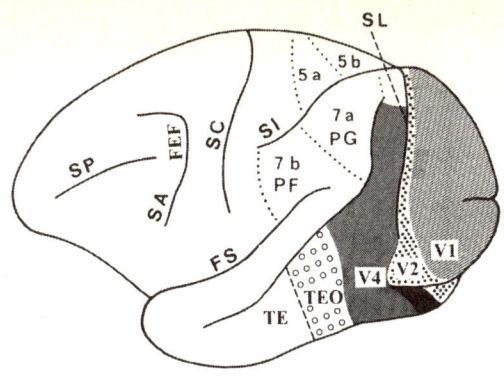

Abb. 19: Areale des Affenhirns (Makake) mit den Arealen V1, V2, V4, TEO und TE, die der Analyse visueller Reize dienen. Die visuellen Areae V3 und V3A befinden sich in der Tiefe des Sulcus lunatus (SL). Area 7a (PF) und 7b (PG) bezeichnen den Parietallappen, FEF das frontale Augenfeld. FS: Sylvische Furche; SI: Sulcus intraparietalis; SC: Sulcus centralis; SA: Sulcus arcuatus; SP: Sulcus principalis.

artige Fläche einer bestimmten Breite, die eine bestimmte Orientierung (z. B. vertikal oder horizontal) besitzt und eine bestimmte Position innerhalb des rezeptiven Feldes einnimmt, so daß möglichst nur On-Zonen beleuchtet oder Off-Zonen verdunkelt werden. Es wurde vermutet, daß zumindest ein Teil dieser rezeptiven Felder dadurch zustande kommt, daß mehrere Neuronen, deren rezeptive Felder konzentrisch sind, ihre Information an eine Zelle weitergeben und daß diese Zelle diese Information so integriert, daß sie nun ein rezeptives Feld mit anderen Eigenschaften besitzt. Dieses Prinzip hat jedoch keine generelle Gültigkeit.

Im Fall sogenannter *komplexer* und *hyperkomplexer rezeptiver Felder* sind On- und Off-Zonen nicht mehr eindeutig gegeneinander abgrenzbar. Neuronen mit komplexen rezeptiven Feldern bevorzugen ebenfalls Reize einer bestimmten Orientierung. Sie antworten oft auf Bewegung des Lichtreizes in eine bestimmte Richtung, während Bewegung in die entgegengesetzte Richtung Hemmung der Reaktion zur Folge hat. Die Position der Reize innerhalb des rezeptiven Feldes spielt dabei keine Rolle mehr. Die Orientierung eines Reizes ist ebenfalls entscheidend für Zellen mit hyperkomple-

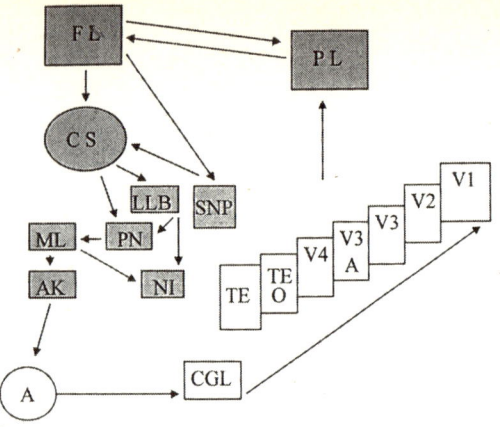

Abb. 20: Schematische Darstellung der Strukturen des Gehirns zur Analyse visueller Reize (helle Vierecke). Es ist nur ein Teil der Strukturen und Verbindungen dargestellt, die in die Steuerung der zum Lesen benötigten horizontalen Blicksprünge einbezogen sind (schattierte Einheiten). A: Auge; CGL: lateraler Kniehöcker; V1, V2, V3, V3A, V4, TEO, TE: Areale des Gehirns, die der Analyse visueller Reize dienen; PL: Parietallappen; FL: Frontallappen; CS: Colliculi superiores; SNP: Substantia nigra pars reticulata; LLB: long lead burst Neurone; PN: Pausenneurone; NI: neuronaler Integrator; ML: medium lead burst Neurone; AK: Augenmuskelkerne, die die Augenmuskeln innervieren.

xen rezeptiven Feldern. Doch muß bei ihnen die Länge des Reizes begrenzt sein, und der Reiz muß eine bestimmte Form besitzen.

Die auf dem bisher beschriebenen Niveau analysierte visuelle Information wird in weiter vorn gelegene (*anteriore*) Hirnteile weitergeleitet. Dazu dienen vor allem zwei Hauptbahnen: eine, die eher in den unteren (*ventralen*) Hirnbereichen, und eine, die eher in den oberen (*dorsalen*) Hirnbereichen verläuft (Abb. 19 und 20). Die untere (*ventrale*) Bahn beginnt in Area V1, die Faserzüge zu V2 sendet. V2 schickt wiederum Verbindungen zu V3, V3A und V4. Von dort ziehen Faserzüge zum *inferotemporalen Cortex* (Abb. 19 und 20). Alle diese Verbindungen verlaufen jedoch auch in entgegengesetzter Richtung.[91] Im *inferotemporalen Cortex* wird die Gestalt der Sehreize auf höchstem Niveau weiterverarbeitet. So fanden sich in einem Gebiet des *inferotemporalen Cortex* von Affen solche Zellen,

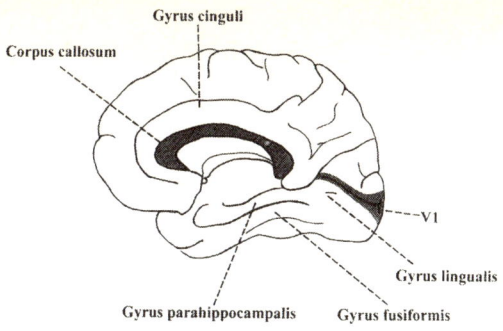

Abb. 21: Ansicht der im Spalt zwischen den Hirnhemisphären gelegenen Strukturen der rechten Hemisphäre. Das Gehirn ist der Länge nach in der Mitte durchschnitten. Der Gyrus lingualis, Gyrus fusiformis und Gyrus parahippocampalis sind in die Analyse komplexer visueller Reize einbezogen.

die selektiv auf komplexe Formen reagierten. Einige bevorzugten sogar komplexe Reize wie Gesichter oder den Schatten einer Affenhand.[92] Beim Menschen ließ sich beim Wiedererkennen von Objekten eine Aktivierung im mittleren Bereich des *Gyrus fusiformis* (Abb. 21), im Bereich des *Sulcus collateralis* und des *Sulcus intraparietalis* nachweisen.[93] Die Ergebnisse der Analyse visueller Reize werden schließlich mit der Information aus anderen Sinneskanälen zusammengeführt. Die Neuronen reagieren dann auf Kombinationen von Reizen aus verschiedenen Sinnesmodalitäten. Eine solche als *multimodal* bezeichnete Nervenzelle erhöht die Frequenz ihrer Aktionspotentiale, z. B. wenn ein Gegenstand über den Arm streicht. Blickt der Affe nun auf den über seinen Arm streichenden Gegenstand, so erhöht sich die Frequenz der Aktionspotentiale weiter.[94]

14.6 Neuronale Mechanismen der visuellen Aufmerksamkeit

Mit Hilfe der bisher beschriebenen Eigenschaften der rezeptiven Felder von Neuronen läßt sich bereits hypothetisch erklären, auf welche Weise für das Lesen wichtige Sehleistungen, wie das Sehen von Orientierung, Position, Ausdehnung und Form visueller Reize, vom Gehirn hergestellt werden. Doch damit die visuelle Analyse eines Textes möglich ist, bedarf es einer präzisen Steuerung visueller

Aufmerksamkeitsleistungen. Was wir als *Aufmerksamkeit* bezeichnen, setzt sich aus verschiedenen Einzelleistungen zusammen, für die unterschiedliche neuronale Schaltkreise zuständig sind.[95] So besteht z. B. eine Aufmerksamkeitsleistung darin, daß die Aufmerksamkeit beim Auftauchen eines Reizes ohne willentliche Beeinflussung (*automatisch*) in Richtung auf den Reiz gelenkt wird. In einem anderen Fall richten wir unsere Aufmerksamkeit willentlich auf einen bestimmten Ort des Raumes, um einen dort vorhandenen oder erwarteten Reiz besser zu sehen. Das Richten der Aufmerksamkeit kann *verdeckt* ablaufen, indem durch eine gesteigerte Aktivierung bestimmter neuronaler Schaltkreise sich die Sehleistung in dem Netzhautbereich verbessert, in den wir unsere Aufmerksamkeit richten. Gleichzeitig verschlechtert sich die Sehleistung aufgrund der Hemmung anderer Neuronenverbände des Gehirns in Bereichen der Netzhaut, denen wir keine Aufmerksamkeit schenken. Die Aufmerksamkeit kann auch *offen* in einen bestimmten Raumausschnitt gerichtet werden, indem wir eine Augen- und Kopfbewegung ausführen und dabei ein Objekt in die Fovea, den Ort der größten Sehschärfe, verschieben. Ebenso können wir die Aufmerksamkeit willentlich auf den Inhalt eines gelesenen Textes richten, um ihn im Gedächtnis abzuspeichern. Für diese und zahlreiche andere Aufmerksamkeitsleistungen existieren verschiedene neuronale Netzwerke.

Unsere Kenntnis darüber, durch welche neuronalen Mechanismen die Aufmerksamkeit in einen bestimmten Bereich der Retina verschoben wird, ist begrenzt. Dennoch lassen neurophysiologische und radiologische Ergebnisse einige neurobiologische Entsprechungen der auf einen bestimmten Ort oder auf ein bestimmtes Objekt gerichteten Aufmerksamkeit erkennen. So reagierten z. B. Neuronen in Area V4 und im inferotemporalen Cortex von Affen (Abb. 19) nur auf einen Reiz an einem Ort des Gesichtsfeldes, auf den die Tiere ihre Aufmerksamkeit richteten. Die Reaktion der Zellen auf einen gleichzeitig im rezeptiven Feld der jeweiligen Nervenzelle auftauchenden ablenkenden Reiz, den die Tiere nicht beachteten, war hingegen deutlich abgeschwächt.[96] Eine Erhöhung der Aktivität von Zellen in Area V4 wurde bereits dann beobachtet, wenn Affen ihre Aufmerksamkeit in das rezeptive Feld der jeweiligen Zelle richteten und noch bevor ein Reiz in diesem rezeptiven Feld gezeigt wurde.[97] Nervenzellen im inferotemporalen Cortex von Affen zeigten eine von ihrer Aufmerksamkeit abhängige Reaktion, kurz bevor zu einem Reiz eine Augenbewegung ausgeführt werden sollte. Dabei wurde ein Reiz zuerst im Zentrum des Gesichtsfeldes gezeigt. Dieser Reiz erschien anschließend gemeinsam mit einem anderen visuellen Reiz in der Peripherie des Gesichtsfeldes. Die Affen hatten gelernt, eine Augenbewegung zu dem zuvor gesehenen Reiz auszuführen, ohne den zweiten Reiz zu beachten. Bevor die Augenbewegung begann, wurde die Reaktion auf den Reiz, den die Affen nicht beachteten, gehemmt.[98] Auch beim Menschen ließen sich von der Aufmerksamkeit abhängige Reaktionen, beginnend in der Area V1 bis hin zum inferotemporalen Cortex, nachweisen.[99] So war die Reaktion in Area V2, V4 und im inferotemporalen Cortex (TEO) vermindert, wenn die Versuchspersonen ihre Aufmerksamkeit auf Reize im Zentrum ihres Gesichtsfeldes richten mußten und gleichzeitig ein zweiter Reiz in der Nähe des Fixationsortes geboten wurde. Wurden die Reize dagegen nacheinander gezeigt, so war die Reaktion der entsprechenden Hirnstrukturen erhöht.[100] Es konnte sogar nachgewiesen werden, daß bei Versuchspersonen sich die Aktivität in denjenigen Hirnstrukturen erhöht, die vermutlich in besonderem Maße in die Analyse von Form und Farbe eines Reizes oder von Gesichtern involviert sind, wenn die Versuchspersonen ihre Aufmerksamkeit auf diese besonderen Eigenschaften der Reize richteten. Eine Erhöhung der Aktivierung zeigte sich dabei im Bereich des *Gyrus fusiformis* (Abb. 21).[101]

Diese Ergebnisse legen also nahe, daß die neuronale Aktivität sich erhöht, wenn die Aufmerksamkeit auf einen Reiz gerichtet wird, und daß sie sich verringert, wenn ein Reiz nicht beachtet wird. Nun fragt es sich, durch welche Hirnbereiche diese aufmerksamkeitsabhängige Aktivitätserhöhung in Strukturen, die für die Analyse visueller Reize zuständig sind, gesteuert wird. Hier kommt vor allem die bereits erwähnte, vom Hinterhauptslappen aus in obere Hirnbereiche gerichtete (*dorsale*) Verbindung in Frage. Die Zielgebiete dieser Verbindung scheinen vor allem in die Verarbeitung visuell räumlicher Leistungen und in die Steuerung der Aufmerksamkeit eingebunden zu sein.[102] Die Bedeutung des Parietallappens (Abb. 22) für die Raumerfahrung ist aus der Untersuchung von PatientInnen mit einer Schädigung in diesem Bereich bekannt. Es wurde bereits beschrieben, daß solche PatientInnen beim Lesen die linke Hälfte eines Textes auslassen, als existiere diese nicht. Sie wenden weder

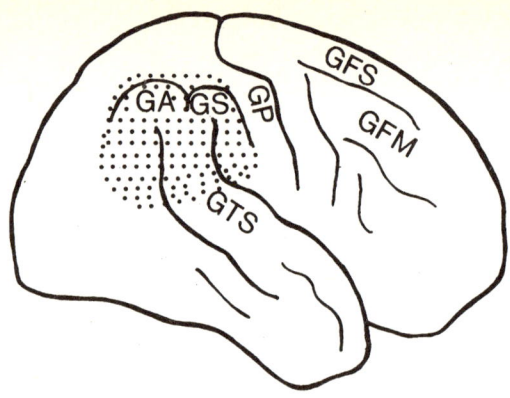

*Abb. 22: Blick auf die rechte Hirnhälfte des Menschen. Gepunktet einge-
zeichnet ist ein Gebiet im Bereich des Parietallappens, bei dessen Schädigung
es zu einer Vernachlässigung (Neglect) der linken Raumhälfte und einer
Neglect-Lesestörung kommen kann. GA: Gyrus angularis; GS: Gyrus supra-
marginalis; GTS: Gyrus temporalis superior; GP: Gyrus postcentralis; GFS:
Gyrus frontalis superior; GFM: Gyrus frontalis medius.*

den Kopf noch die Augen in die Raumhälfte links von der Körper-
mittellinie und tun ganz so, als hätte der Raum nur eine rechte
Hälfte. Beim Essen übersehen sie Speisen auf der linken Seite des
Tellers, als bestünde der Teller nur aus seiner rechten Hälfte. Sie beschreiben nur die rechte Hälfte eines Blattes, ohne einzusehen, daß
das Blatt auch eine linke Hälfte hat. In der akuten Phase dieser als
Neglect bezeichneten Symptomatik haben die Patienten das Bewußtsein für die Existenz einer Raumhälfte verloren. Diese ausgeprägte Symptomatik verliert sich in der Regel, und es bleibt eine verminderte Aufmerksamkeit für die linke Raumhälfte bestehen. Dann
wird der Blick seltener nach links als nach rechts gewendet, und Objekte in der linken Raumhälfte werden kürzer fixiert als Objekte in
der rechten Raumhälfte. Für das Lesen hat dies zur Folge, daß gelegentlich Wörter in der linken Texthälfte übersehen und Wortanfänge häufig übersprungen werden.

Da der Parietallappen intensive Verbindungen zum Frontallappen
unterhält, ist es nicht verwunderlich, daß Phänomene eines Neglect
auch nach Schädigungen im Bereich des Frontallappens beobachtet
werden. Darüber hinaus wurden solche Phänomene nach Schädi-

gung im Bereich des Thalamus und der Basalganglien beschrieben.[103] Auch die Fähigkeit zum Absuchen nicht nur einer, sondern beider Raumhälften durch systematische Augenbewegungen kann gestört sein. Diese Störung wird als *Balint-Syndrom* bezeichnet. Die PatientInnen blicken dann starr auf ein Objekt, übersehen Objekte zu beiden Seiten des fixierten Gegenstandes und suchen keine der beiden Raumhälften mit systematischen Augenbewegungen ab.[104] Zu entstehen scheint diese Symptomatik durch Schädigung neuronaler Verbindungswege, die unterhalb des parieto-okzipitalen Bereichs beider Hirnhälften verlaufen.

Im *Parietallappen* und *Frontallappen* (frontales Augenfeld und supplementäres Augenfeld) (Abb. 19 und 24) von Affen fanden sich Nervenzellen, die ihre Aktivität erhöhten, wenn sich die Aufmerksamkeit auf visuelle Reize richtete, unabhängig davon, ob eine Augenbewegung zu diesem Reiz ausgeführt wurde.[105] Beim Menschen ließ sich eine Erhöhung der neuronalen Aktivität nur in Abhängigkeit davon, daß die (verdeckte) Aufmerksamkeit zu einem Ort des Gesichtsfeldes gerichtet wurde, im unteren *Parietallappen*, oberen *Temporallappen*, dem oberen *Frontallappen* (im Bereich des frontalen Augenfeldes; Abb. 24) und in Bereichen des hinteren *Gyrus cinguli* (Abb. 21) und der *Insel* nachweisen.[106] Es ist anzunehmen, daß diese Strukturen im Bereich des oberen (dorsalen) Verbindungsweges die aufmerksamkeitsabhängige Erhöhung der neuronalen Aktivität in den visuellen Arealen des Okzipitallappens und dem inferotemporalen Cortex modulieren, die mit der visuellen Analyse von Form, Farbe sowie anderer komplexer visueller Eigenschaften befaßt sind. Daß eine solche Beeinflussung der Hirngebiete, die eine Analyse des „Aussehens" eines Reizes vornehmen, durch den parietalen und frontalen Cortex möglich ist, belegen auch die ausgeprägten anatomischen Verbindungen zwischen diesen Hirngebieten.[107]

Wenn wir also ein Wort lesen, so richten wir unsere Aufmerksamkeit auf diejenigen Buchstaben des Wortes, die wir gleichzeitig erkennen möchten. Dabei ist der Blick etwa auf die Mitte des Wortes gerichtet. Wir müssen also unser Aufmerksamkeitsfeld auf die gleichzeitig zu erkennenden Buchstaben ausdehnen. Man kann sich vorstellen, daß dieses Ausdehnen des Aufmerksamkeitsfeldes unter anderem dadurch geschieht, daß Neurone im Bereich des Parietal- und Frontallappens, also in Strukturen, die Information über die obere (dorsale) Bahn des Gehirns erhalten, die Aktivität der Zellen beeinflussen, die die Gestalt der Buchstaben analysieren. Diese Zellen befinden sich in Area V1 der Sehrinde und in den ihr nachgeschalteten Arealen des Okzipitallappens und des inferioren Temporallappens. Die Beeinflussung geschieht dadurch, daß die Aktivität der Zellen des Sehsystems erhöht wird, die den Bereich der Netzhaut repräsentieren, über den das Aufmerksamkeitsfeld ausgedehnt werden soll. Zellen, die einen Netzhautbereich außerhalb dieses Aufmerksamkeitsfeldes repräsentieren, werden dagegen in ihrer Aktivität gehemmt. Dadurch können die Buchstaben innerhalb des so entstehenden Aufmerksamkeitsfeldes genau gesehen werden, während die außerhalb des Aufmerksamkeitsfeldes gelegenen Buchstaben ignoriert werden. Erst wenn die Zellen im Bereich der unteren (ventralen) Bahn die Buchstaben analysiert haben, kann der Blicksprung zum nächsten Wort oder Wortsegment beginnen. Nun stellt sich die Frage, durch welchen neuronalen Mechanismus der folgende Blicksprung gesteuert wird.

14.7 Die Steuerung der Augenbewegungen

Als erstes muß das Ziel der folgenden Augenbewegung festgelegt werden. Dazu wird in der beschriebenen Weise die Aufmerksamkeit auf das Ziel der auszuführenden Augenbewegung gerichtet. Dies geschieht wiederum über die Beeinflussung von Neuronen im Bereich des Okzipitallappens und des inferotemporalen Cortex durch Neurone im Bereich des Parietallappens und des Frontallappens (Abb. 19). Jetzt wird die Aktivität solcher Neuronenverbände angehoben, die den Ort der Netzhaut repräsentieren, in dem das neue Blickziel liegt. Im Bereich des frontalen Augenfeldes (Abb. 19) wurden Neurone identifiziert, die möglicherweise entscheiden, ob die Augenbewegung eingeleitet wird. Diese Nervenzellen lassen ihr Aktivitätsniveau anwachsen, bis schließlich ein bestimmter Schwellenwert erreicht ist. Dieses Anwachsen zeigt jedoch große Variabilität. Entscheidet das Tier sich, während dieser Aktivitätsaufbau bereits begonnen hat, die Sakkade nicht auszuführen, so nimmt die Aktivität wieder ab, und die Sakkade bleibt aus. Steigt die Erregung jedoch bis zur kritischen Schwelle an, so wird eine Sakkade eingeleitet.[108] Diese neurophysiologischen Abläufe könnte man zumindest als *ein* Korrelat des Entscheidungsprozesses darüber ansehen, ob eine Sakkade ausgeführt werden soll.

Die frontalen Augenfelder senden Fasern zu einer Struktur des Mittelhirns, der sogenannten *SNPR (Substantia nigra pars reticulata)* (Abb. 20). Diese SNPR sendet wiederum (tonisch aktive) hemmende Fasern zu einer anderen Struktur des Mittelhirns, den „oberen Hügeln", i. e. den *Colliculi superiores*. Auf diesem Weg wird möglicherweise die Entstehung von Sakkaden gehemmt, wenn während der Fixation eines Reizes die Blickrichtung beibehalten werden soll.[109] In den oberen und mittleren Schichten der Colliculi superiores enden Fasern aus (vor allem der Peripherie) der Retina und dem visuellen Cortex.[110] Die mittleren Schichten erhalten Fasern aus dem Parietallappen. In den oberen, den mittleren und tieferen Schichten enden Verbindungen aus präfrontalen Bereichen und dem frontalen Augenfeld.[111] Diese anatomischen Verbindungen der Colliculi superiores lassen vermuten, daß ihnen eine wichtige Funktion bei der Integration von Signalen aus unterschiedlichen Hirnbereichen zukommen könnte. In der Tat scheinen die Colliculi superiores eine Rolle bei der Bestimmung der räumlichen Parameter zur Steuerung von sakkadischen Augenbewegungen zu spielen. Die oberen Schichten der Colliculi superiores enthalten sensorische Neurone, die nicht bevorzugt auf die Form oder die Farbe visueller Reize reagieren. Die tieferen Schichten der Colliculi superiores enthalten dagegen Neuronen, die motorische Funktionen haben. Hier finden sich sogenannte *long lead burst Neurone*, die eine Aktivierung zeigen, bevor eine Sakkade einer bestimmten Größe (Amplitude) zu einem bestimmten Ort im Gesichtsfeld ausgeführt wird. Es scheint, daß diese Neuronen eine Art Landkarte repräsentieren, in der angegeben wird, zu welchem Ort eine Sakkade ausgeführt werden soll. Andere Neurone erhöhen ihre Erregung, wenn ein Reiz fixiert wird, und werden während einer Sakkade gehemmt. Sie sind offenbar in ein System eingebunden, das die Fixation eines Reizes steuert. Darüber, auf welche Weise Neuronen der Colliculi superiores die Steuerung von Augenbewegungen zu einem vorgegebenen Blickziel übernehmen und wie die verschiedenen Schichten der Colliculi superiores dabei zusammenarbeiten, existieren experimentell begründete Modelle. Der Mechanismus ist bisher jedoch noch nicht hinreichend geklärt.

Die *long lead burst Neurone* der Colliculi superiores senden erregende Fasern zu Neuronen in der Tiefe des Hirnstamms (Abb. 19), die als *reticulotectal long lead burst Neurone* bezeichnet wurden.[112]

Auch ihre Aktivität erhöht sich, bevor eine Augenbewegung beginnt. Diese Zellen schicken wiederum Fasern zu den *Colliculi superiores*, so daß eine Rückkopplung entsteht. Die *Colliculi superiores* senden darüber hinaus Fasern zu der *PPRF* (der *paramedianen pontinen Formatio reticularis*), die sich ebenfalls im Hirnstamm befindet (Abb. 19). Hier kontaktieren ihre Fasern neben *long lead burst Neuronen* auch sogenannte *Pausenneuronen*. Es wurde vermutet, daß die *long lead burst Neuronen* die *Pausenneuronen* hemmen.[113] Beide senden wiederum Verbindungen zu den *medium lead burst Neuronen*.[114] Die *Pausenneuronen* sind fortwährend hoch aktiviert. Diese Aktivierung wird nur so lange unterbrochen, wie eine Sakkade ausgeführt wird, wodurch die Hemmung der *medium lead burst Neuronen* kurzzeitig aufgehoben wird. *Long lead* und *medium lead burst Neuronen* schicken wiederum Fasern zu einem *neuronalen Integrator*, der sich in dem *medialen Vestibulariskern* und dem *Nucleus praepositus hypoglossi* befindet.[115] Hier soll die Information über die gerade erreichte Position der Augen und die angestrebte Verschiebung der Augen verrechnet werden. Die Aktivität von *medium burst Neuronen* bestimmt die Richtung und die Größe (Amplitude) einer Sakkade. Sie steuern Augenbewegungen durch ihre Kontakte zu den *Augenmuskelkernen*. Dies sind im Hirnstamm liegende „Schaltstationen", von denen aus die Augenmuskeln innerviert werden. Während *medium lead burst Neuronen* für horizontale Augenbewegungen in der genannten *PPRF* liegen, finden sich die *medium lead burst Neuronen* für vertikale Augenbewegungen weiter vorn im Hirnstamm, in der sogenannten *MRF (mesencephalen Formatio reticularis)*.

Wenn wir ein Wort oder ein Wortsegment innerhalb einer Fixationsphase gesehen haben und die Buchstaben auf die bereits oben beschriebene Weise durch das visuelle System analysiert wurden, müssen wir die Aufmerksamkeit auf das anschließend zu fixierende Wortsegment richten. Der vermutete neuronale Mechanismus wurde bereits oben dargestellt. Ein Verbindungsweg des neuronalen Netzwerkes, das den anschließend auszuführenden Blicksprung steuert, könnte folgenden Verlauf nehmen: Die *frontalen Augenfelder* senden Informationen zu der *SNPR* des Hirnstamms. Von hier aus existiert eine funktionelle Verbindung zu den *Colliculi superiores*. Diese hemmen (möglicherweise über dazwischengeschaltete *long lead burst Neurone* der *PPRF* des Hirnstamms) die *Pausenneurone*. Da-

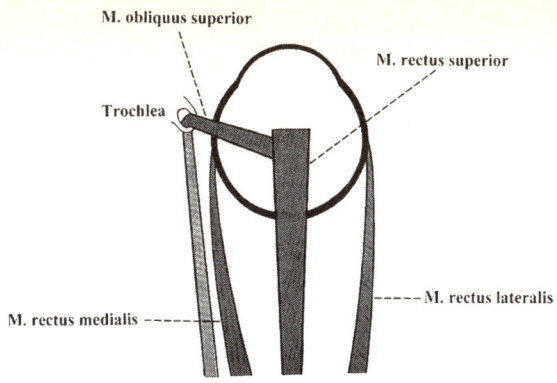

M. obliquus superior

M. rectus superior

Trochlea

M. rectus lateralis

M. rectus medialis

Abb. 23: Blick von oben auf das rechte Auge mit den Augenmuskeln.

durch wird für eine kurze Zeit die Hemmung der *medium lead burst Neuronen* aufgehoben, und diese werden aktiviert. Sie haben direkte Verbindung zu den *Augenmuskelkernen*, die dann ebenfalls aktiviert werden. Dadurch werden die Augenmuskeln veranlaßt, die Augen in eine bestimmte Richtung zu ziehen, wodurch die Augen z. B. einen Blicksprung nach rechts ausführen. In diesen Leitungsweg sind Rückkopplungen eingebaut, die jeweils die gerade erreichte Position der Augen mit der auszuführenden Größe der eingeleiteten Augenbewegung verrechnen. Dadurch wird bestimmt, welchen Weg die Augen noch zurücklegen müssen, um das „einprogrammierte" Blickziel zu erreichen.

Jedes Auge wird dabei von sechs Augenmuskeln bewegt, die in unterschiedliche Richtungen ziehen (Abb. 23). Eine gezielte Augenbewegung kommt erst durch eine komplexe Koordination der beteiligten Augenmuskeln zustande. Die in der Mitte der rechten Seite der Augen ansetzenden Augenmuskeln (*Musculus rectus medialis* und *Musculus rectus lateralis*) ziehen die Augen nach rechts. Durch sie werden die Augen beim Lesen ruckartig in Leserichtung bewegt. Die in der Mitte der linken Seite der Augen ansetzenden Augenmuskeln (das sind der *Musculus rectus medialis* und *Musculus rectus lateralis* der anderen Seite beider Augen) ziehen die Augen nach links, wenn wir z. B. vom Ende einer Zeile zum Anfang der nächsten Zeile blicken. Die übrigen Augenmuskeln bewegen die Augen zwar hauptsächlich in eine bestimmte Richtung, ziehen jedoch gleichzeitig weniger stark auch in andere Richtungen. In welche Richtung ein Augenmuskel ein Auge bewegt, hängt auch von der gerade eingenommenen Stellung des Auges ab.

Sind Störungen der Augenbewegungen aufgetreten, so kann man aufgrund der Kenntnis der Wirkungsweise der Augenmuskeln auf den nicht angemessen funktionierenden Augenmuskel schließen. Da auch die Rolle der neuronalen Schaltstationen (z.B. der *Augenmuskelkerne*) bekannt sind, von denen aus die jeweiligen Augenmuskeln innerviert werden, lassen sich auch die von einer Funktionsstörung betroffenen *Augenmuskelkerne* oder die gestörten neuronalen Verbindungswege identifizieren.[116] Während eine Zerstörung bestimmter Augenmuskelkerne in einem Ausfall des von diesem Kern innervierten Augenmuskels mündet und nach Zerstörung der *PPRF* im Hirnstamm keine horizontalen Augenbewegungen mehr zustande kommen, hat die Schädigung der *Colliculi superiores* und des *frontalen Augenfeldes* einer Gehirnhälfte keinen völligen Ausfall von Augenbewegungen in eine bestimmte Richtung zur Folge. Nach einer gewissen Erholungsphase treten wieder Augenbewegungen in alle Richtungen auf.[117] Menschen, bei denen einer der beiden *Colliculi superiores* chirurgisch entfernt worden war, führten lediglich spontan weniger Sakkaden zu einer Seite aus.[118] Zahlreiche Patienten, die der Autor in den letzten Jahren untersuchte, denen eine vollständige Hirnhälfte und damit auch der Parietallappen und Frontallappen dieser Hirnhälfte entfernt worden war, konnten dennoch normale Augenbewegungen in alle Richtungen ausführen. Es traten sogar die zum Lesen notwendigen Augenbewegungen in normaler Weise auf. Die zum Lesen entscheidende genaue Steuerung von Fixationszeiten und Größe der Blicksprünge waren völlig erhalten. In einzelnen Fällen konnte der Autor sogar bei Kindern, die ohne Großhirn geboren wurden, noch lebhafte Sakkaden in alle Richtungen registrieren.[119]

Der oben beschriebene Weg, den die Information über den Parietallappen und Frontallappen des Großhirns und über die Colliculi superiores nimmt, um Augenbewegungen zu steuern, ist ganz offensichtlich nicht der einzige dem Gehirn verfügbare Weg. In die Steuerung der Augenbewegungen sind noch andere als die hier beschriebenen neuronalen Netzwerke einbezogen, deren Lage und Funktion nur ungenügend bekannt ist. Die Funktionsfähigkeit einiger dieser Netzwerke ist vermutlich eine hinreichende Bedingung

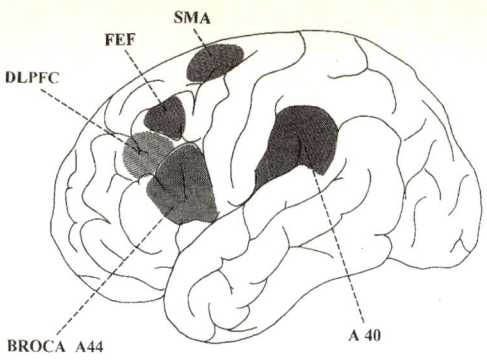

Abb. 24: Areale des menschlichen Gehirns. Area 40, Area 44 (Sprachzentrum von Broca), der dorsolaterale präfrontale Cortex (DLPFC) und das supplementär motorische Areal (SMA) sind in verbale Gedächtnisfunktionen einbezogen. FEF: frontales Augenfeld.

für das Zustandekommen von sakkadischen Augenbewegungen. Das heißt, daß diese Netzwerke allein bereits zur Steuerung von gezielten Sakkaden befähigt sind. Doch ihre Funktion ist nicht notwendig. So kann nach dem Ausfall mancher Verbindungen und neuronaler Schaltstationen die Steuerung von Sakkaden von anderen Teilen des neuronalen Netzwerkes übernommen werden. Hinzu kommt, daß die Strukturen, die in die Steuerung der Augenbewegungen einbezogen sind, mit zahlreichen Hirnbereichen, die ganz andere Leistungen hervorbringen, in Verbindung stehen und von diesen beeinflußt werden können. Dazu gehören z. B. Strukturen, die das Aktivierungsniveau weiter Teile des Gehirns bestimmen, Strukturen, die in die Entstehung von Emotionen eingebunden sind, und neuronale Netzwerke, die Gedächnisleistungen vermitteln.

14.8 Biologische Grundlagen des Gedächtnisses für Wörter

Die Bedeutung der Fähigkeit, die mit Wortsegmenten und Wörtern verbundenen Lautfolgen und Bedeutungen im Gedächtnis abzuspeichern, diese längere Zeit zu behalten und schließlich während des Lesens rasch wieder aus dem Gedächtnis abzurufen, wurde bereits beschrieben. Die neurobiologischen Grundlagen dieser Gedächtnisleistungen sind noch wenig bekannt. Tierexperimentelle Forschung ist hier nicht möglich. Die Erkenntnisse stammen aus Untersuchungen hirngeschädigter Patienten, die bestimmte Defizite des Gedächtnisses für Wörter zeigten, und in neuerer Zeit vor allem aus Untersuchungen des arbeitenden Gehirns, die vor allem durch die funktionelle Magnetresonanztomographie und die Positronenemissionstomographie möglich wurden. Diese Untersuchungen weisen darauf hin, daß bei den Gedächtnisleistungen, die beim Lesen in Frage kommen, der posteriore parietale Cortex (Brodmanns Area 40), das Broca Areal (Brodmanns Area 44) sowie supplementär motorische und prämotorische Gebiete (Brodmanns Areal 6) der linken Hirnhemisphäre einbezogen sind (Abb. 24).[120] Wenn fünf Buchstaben geboten werden und nach acht Sekunden wieder erinnert werden müssen, zeigt sich eine Aktivierung im (ventralen) präfrontalen Cortex.[121] Der dorsale präfrontale Cortex scheint in das Verstehen von Sätzen involviert zu sein.[122]

Dies sind jedoch nicht die einzigen Strukturen des Gehirns, die Gedächtnisleistungen vermitteln. Neben verschiedenen Bereichen des Cortex der Großhirnhemisphären sind zahlreiche Verbindungen und Kerngebiete mitbeteiligt, deren Funktion bis heute noch nicht hinreichend verstanden ist.

14.9 Konsequenzen für die Beurteilung von Lesestörungen

Diese Erkenntnisse über die Vielfalt neurobiologischer Zusammenhänge haben Konsequenzen für die Beurteilung neuronaler Grundlagen von Lesestörungen und sinnvoller therapeutischer Verfahren. Die grundlegende Bedeutung der Fähigkeit, mehrere Buchstaben gleichzeitig zu erkennen, zu kurzer Fixationszeiten und zu großer Blicksprünge wurde bereits dargestellt. Aufgrund der Komplexität des neuronalen Netzwerkes, das Augenbewegungen steuert, können zu kurze Fixationszeiten und zu große Blicksprünge durch Funktionsschwächen in verschiedenen Bereichen dieses Netzwerkes ausgelöst werden. Aufgrund seiner zahlreichen Verbindungen zu anderen Hirnbereichen können solche Schwächen auch in Hirnbereichen liegen, die das Aktivierungsniveau des Gehirns bestimmen und dadurch auch das Aktivierungsniveau in Teilen des Systems verstellen, die Fixationszeiten und Sakkadengröße steuern. Die Funktionsschwäche muß somit keineswegs im „Augenbewegungssystem" selbst liegen, sondern kann durch Funktionsschwächen in anderen Systemen ungünstig beeinflußt werden. In dem Fall, daß die Augen weiterspringen, bevor das Wort genau genug erkannt wurde, kann die Bewertung dessen, ob ein fixiertes Wort bereits erkannt wurde, gestört sein. Durch welche Hirnbereiche diese Bewertung vermittelt wird, ist nicht bekannt. Es ist jedoch zu vermuten, daß außer komplexen visuellen Leistungen auch Gedächtnisleistungen beteiligt sind. Erst wenn hier „entschieden" wurde, daß das Wort sicher erkannt wurde, kann den Neuronenverbänden, die Augenbewegungen steuern, ein Signal zur Beendigung der Fixationsphase und zur Einleitung eines Blicksprungs einer bestimmten Größe gegeben werden. Die neuronalen Netzwerke zur Fixation und zur Einleitung und Steuerung von Augenbewegungen können dabei intakt sein.

Lesestörungen sind entscheidend mitbedingt durch eine mangelnde Abstimmung zwischen verschiedenen Leistungen und Tätigkeiten unseres Gehirns während des Lesevorgangs. Diese Leistungsschwächen und Abstimmungsprobleme zwischen einzelnen Leistungen, die zu Lesestörungen führen, gilt es aufzudecken und durch gezielte Übungsverfahren zu beheben.

Anmerkungen und Literatur

1   Für eine kurze Darstellung historischer Aspekte vgl. z. B. Warnke, A.: *Leg-asthenie und Hirnfunktion, Neuropsychologische Befunde zur visuellen In-formationsverarbeitung*, Huber, Bern, Stuttgart, Toronto 1990, S. 17 ff.

2   Klicpera, C., Gasteiger-Klicpera, B.: *Lesen und Schreiben – Entwicklung und Schwierigkeiten. Die Wiener Längsschnittuntersuchungen über die Ent-wicklung, den Verlauf und die Ursachen von Lese-Rechtschreibschwierig-keiten in der Pflichtschulzeit.* Huber, Bern 1993.

3   Die Software wird von celeco GmbH, Postfach 600550, 81205 München, Tel. 089/82006916; E-Mail: info@celeco.com (www.celeco.de) vertrieben.

4   Vellutino, F. R., Steger, J. A., DeSetto, L., Phillips, F.: *Immediate and delayed recognition of visual stimuli in poor and normal readers.* J Exp Psychol 19 (1975), 223–232.
    Stanley, G., Hall, R.: *Short term visual information processing in dyslexics.* Child Development 44 (1973), 841–844.
    Morrison, F. J., Giordani, B., Nagy, J.: *Reading disability: an information processing analysis.* Science 196 (1977), 77–79.

5   Evans, B. J., Drasdo, N.: *Review of ophthalmic factors in dyslexia.* Ophthal-mic Physiol Opt 10 (1990), 123–132.
    Eden, G. F., Stein, J. F., Wood, M. H., Wood, F. B.: *Verbal and visual prob-lems in reading disability.* J Learn Disabil 28 (1995), 272–290.
    Eden, G. F., Van Meter, J. W., Rumsey, J. M., Zeffiro, T. A.: *The visual deficit theory of developmental dyslexia.* Neuroimage 4 (1996), 108–117.

6   Evans, B. J., Drasdo, N., Richards, I. L.: *An investigation of some refractive visual factors in dyslexia.* Vision Research 34 (1994), 1913–1926.

7   Die LeserInnen sind hier auf die einschlägigen Lehrbücher der Augenheil-kunde verwiesen wie z.B.: Grehn, F.; Leydhecker, W.: *Augenheilkunde.* Springer, Berlin, Heidelberg, New York 1998; Küchle, H. J., Busse, H.: *Au-generkrankungen im Kindesalter.* Thieme, Stuttgart, New York 1985.

8   Lovegrove, W. J., Bowling, A., Bradcock, D., Blackwood, M.: *Specific reading disability: differences in contrast sensitivity as a function of spatial frequency.* Science 210 (1980), 439–440.

9   Livingstone, M. S., Rosen, G. D., Drislane, F. W., Galaburda, A. M.: *Physio-logical and anatomical evidence for a magnocellular defect in developmental dyslexia.* Proc Natl Acad Sci USA 88 (1991), 7943–7947.
    Demb, J., Boynton, G., Best, M., Heeger, D.: *Psychophysical evidence for a magnocellular deficit in dyslexia.* Vision Res 38 (1998), 1555–1559.

10 Um das nach der Reizdarbietung noch von der Netzhaut der Augen herge-stellte Nachbild zu vermeiden, kann auf die Darbietung der Buchstaben ein Rauschmuster folgen, das das Nachbild auslöscht. Damit können die Wahr-

nehmungsprozesse untersucht werden, die durch die Darbietung der Buchstaben, nicht jedoch durch Betrachten ihres Nachbildes entstanden sind.

11 Frisen, L., Glansholm, A: *Optical and neural resolution in peripheral vision.* Invest Ophthalmol 14 (1975), 528–536.

12 Inhoff, A. W., Topolsli, R., Vitu, F., O'Regan, J. K.: *Attention demands during reading and the occurrence of brief (express) fixations.* Perc Psychophys 54 (1993), 814–823.

13 Rayner, K., Slowiaczzek, M. L., Clifton, C., Bertera, J. H.: *Latency of sequential eye movements: implications for reading.* J Exp Psychol: Hum Perc Perf 9 (1983), 912–922.
    Abrams, R. A., Jonides, J.: *Programming saccadic eye movements.* J Exp Psychol: Hum Perc Perf 14 (1988), 428–443.

14 Baron, J., Thurstone, R.: *An analysis of the word superiority effect.* Cognitive Psychology 4 (1973), 207–228.
    Salvemini, A. V., Stewart, A. L., Purcell, D. G., Pinkham, R. S. A.: *Word superiority effect in the presence of foveal load.* Perceptual and Motor Skills 86 (1998), 1311–1319.

15 Inhoff, A. W., Pollatsek, A., Posner, M. I., Rayner, K.: *Covert attention and eye movements during reading.* Quart J Expl Psychol (A) 41 (1989), 63–89.
    Legge, G. E., Ahn, S. J., Klitz, T. S., Luebker, A.: *Psychophysics of reading – XVI. The visual span in normal and low vision.* Vision Research 37 (1997), 1999–2010.

16 Rayner, K.: *Eye movements and the perceptual span in reading.* In: Pirozzolo, F. Y., Wittrock, M. C. (Hrsg.): *Neuropsychological and Cognitive Processes in Reading.* Academic Press, New York, London, Toronto 1981, S. 145–165.

17 Frisen, L., Glansholm, A.: *Optical and neural resolution in peripheral vision.* Investigative Ophthalmology 14 (1975), 528–536.

18 Geiger, G., Lettvin, J. Y.: *Peripheral vision in persons with dyslexia.* N Engl J Med 316 (1987), 1238–1243.
    Geiger, G., Lettvin, J. Y., Fahle, M.: *Dyslexic children learn a new visual strategy for reading: a controlled experiment.* Vision Res 34 (1994), 1223–1233.

19 Klein, R., Berry, G., D'Entrement, B., Farmer, M.: *Letter identification declines with increasing retinal eccentricity at the same rate for normal and dyslexic readers.* Perception and Psychophysics 47 (1990), 601–606.

20 Ehrlich, S. F.: *Contextual influence on eye movements in reading.* In: Rayner, K. (Hrsg.): *Eye Movements in Reading: Perceptual and Language Processes.* Academic Press, New York, London, Paris 1981, S. 193–201.
    Gough, P. B.: *Context, form and interaction.* In: Rayner, K. (Hrsg.): *Eye Movements in Reading: Perceptual and Language Processes.* Academic Press, New York, London, Paris 1981, S. 203–211.
    Scheerer-Neumann, G.: *Prozeßanalyse der Leseschwäche.* In: Valtin, R., Jung, U., Scheerer-Neumann, G. (Hrsg.): *Legasthenie in Wissenschaft und*

Unterricht. Wissenschaftliche Buchgesellschaft, Darmstadt 1981, S. 183–210.

Grissemann, H.: *Von der Legasthenie zum gestörten Schriftspracherwerb.* Huber, Bern 1996, S. 28 ff.

Nation, K., Snowling, M. J.: *Individual differences in contextual facilitation: evidence from dyslexia and poor reading comprehension.* Child Development 69 (1998), 996–1011.

21 Ellis, A. W., Young, A. W., Flude, B. M.: *Neglect and visual language.* In: Robertson, I. H., Marshall, J. C. (Hrsg.): *Unilateral Neglect: Clinical and Experimental Studies.* Lawrence Erlbaum, Hillsdale, 1993, S. 233–255.

22 Webster, R. G., Haslerud, G. M.: *Influence on extreme peripheral vision of attention to a visual or auditory task.* J Exp Psychol 68 (1964), 269–272.

Ikeda, M., Takeuchi, T.: *Influence of foveal load on the functional visual field.* Perception and Psychophysics 18 (1975), 225–260.

Henderson, J. M., Ferreira, F.: *Effects of foveal processing difficulty on the perceptual span in reading: implications for attention and eye movement control.* J Exp Psychol Learn Mem Cogn 16 (1990), 417–429.

23 Rayner, K., Well, A. D., Pollatsek, A., Bertera, J. H.: *The availability of useful information to the right of fixation in reading.* Perc Psychophys 31 (1982), 537–550.

24 McConkie, G. W., Rayner, K.: *Assymmetry of the perceptual span in reading.* Bull Psychon Soc 8 (1976), 365–368.

McConkie, G. W., Rayner, K.: *The span of effective stimulus during a fixation in reading.* Perc Psychophys 17 (1975), 578–586.

25 Pollatsek, A., Bolozky, S., Well, A. D., Rayner, K.: *Assymmetries in the perceptual span for Israeli readers.* Brain Lang 14 (1981), 174–180.

26 Rayner, K.: *Eye movements and the perceptual span in beginning and skilled readers.* J Exp Child Psychol 41 (1986), 211–236.

27 Averbach, E., Coriell, A. S.: *Short term memory in vision.* Bell System Technical Journal 40 (1961), 309–328.

Ericsen, C. W., Hoffman, M.: *Form recognition at brief durations as a function of adapting field and interval between stimulation.* J Exp Psychol 66 (1963), 485–499.

28 Bouma, H., Legein, C. P.: *Foveal and parafoveal recognition of letters and words by dyslexics and by average readers.* Neuropsychologia 15 (1977), 69–80.

29 Straßburger, H., Harvey, L. O., Rentschler, I.: *Contrast thresholds for the identification of numeric characters in direct and eccentric view.* Perception and Psychophysics 49 (1991), 495–508.

30 Baron, J., Thurstone, R.: *An analysis of the word superiority effect.* Cognitive Psychology 4 (1973), 207–228.

Salvemini, A. V., Stewart, A. L., Purcell, D. G., Pinkham, R. S.: *A word superiority effect in the presence of foveal load.* Perceptual and Motor Skills 86 (1998), 1311–1319.

31 Morrison, F. J., Giordani, B., Nagy, J.: *Reading disability: an information processing analysis.* Science 196 (1977), 77–79.

32 Um das nach der Reizdarbietung noch von der Netzhaut der Augen hergestellte Nachbild zu vermeiden, kann auf die Darbietung der Buchstaben ein Rauschmuster folgen, das das Nachbild auslöscht. Dadurch werden nur die Wahrnehmungsprozesse untersucht, die durch die Darbietung der Buchstaben, nicht jedoch durch Betrachten ihres Nachbildes entstanden sind.

33 Huttenlocher, P., Huttenlocher, J.: *A study of children with hyperlexia.* Neurology 23 (1973), 1107–1116.
Cossu, G., Marshall, J.: *Are cognitive skills a prerequisite for learning to read and write?* Cognitive Neuropsychology 7 (1990), 21–40.

34 Rayner, K., Sereno, S. C., Raney, G. E.: *Eye movement control in reading: a comparison of two types of models.* J Expl Psychol Human Perc Perform 22 (1996), 1188–1200.

35 Wolverton, G. S., Zola, D.: *The temporal characteristics* of *visual information extraction during reading.* In: Rayner, K. (Hrsg.): *Eye Movements in Reading – Perceptual and Language Processes.* Academic Press, New York, London, Paris et al. 1983, S. 41–51.

36 Nazir, T. A., Heller, D., Sussmann, C.: *Letter visibility and word recognition: the optimal viewing position in printed words.* Perception and Psychophysics 52 (1992), 315–328.

37 Underwood, G., Clews, S., Everatt, J.: *How do readers know where to look next? Local information distributions influence eye fixations.* Quart J Expl Psychol (A) 42 (1990), 39–65.

38 Farid, M., Grainger, J.: *How initial fixation position influences visual word recognition: a comparison of French and Arabic.* Brain and Language 53 (1996), 351–368.

39 Morris, R. K., Rayner, K., Pollatsek, A.: *Eye movement guidance in reading: the role of parafoveal letter and space information.* J Expl Psychol Human Perc Perform 16 (1990), 268–281.
Schroyens, W., Vitu, F., Brysbaert, M., d'Ydewalle, G.: *Eye movement control during reading: foveal load and parafoveal processing.* Quart J Expl Psychol (A) 52 (1999), 1021–1046.

40 Remington, R. W.: *Attention and saccadic eye movements.* J Exp Psychol: Hum Perc Perf 6 (1980), 726–744.
Hoffmann, J. E., Subramaniam, B.: *The role of visual attention in saccadic eye movements.* Perc Psychophys 57 (1995), 787–795.

41 Morrison, R. E., Rayner, K.: *Saccade size in reading depends upon character spaces and not visual angle.* Perc Psychophys 30 (1981), 395–396.

42 Binder, K. S., Pollatsek, A., Rayner, K.: *Extraction of information to the left of the fixated word in reading.* J Expl Psychol Human Perc Perform. 25 (1999), 1162–1172.

43   Ishida, T., Ikeda, M.: *Temporal properties of information extraction in reading studied by a text mask replacement technique.* J Opt Soc A: Opt Image Sci 6 (1989), 1624–1632.

44   Breitmeyer, B. G., Ganz, L.: *Implications of sustained and transient channels for theories of visual pattern masking, saccadic suppression and information processing.* Psychol Rev 83 (1976), 1–36.

45   Pavlidis, G. T.: *Do eye movements hold the key to dyslexia?* Neuropsychologia 19 (1981), 57–64.
     Pavlidis, G. T.: *Eye movement differences between dyslexics, normal, and retarded readers while sequentially fixating digits.* Am J Optom Physiol Opt 62 (1985), 820–832.
     Pavlidis, G. T.: *Detecting dyslexia through ophthalmo-kinesis: a promise for early diagnosis.* In: Pavlidis, G. T. (Hrsg.): *Perspectives on Dyslexia, Vol. 1: Neurology, Neuropsychology and Genetics.* John Wiley, Chichester, New York, Brisbane 1990, S. 199–219.
     Pavlidis, G. T.: *Eye movements in dyslexia: their diagnostic significance.* Journal of Learning Disabilities 18 (1985), 42–50.
     Kulp, M. T., Schmidt, P.: *Effect of oculomotor and other visual skills on reading performance: a literature review.* Optom Vis Sci 73 (1996), 283–292.
     Biscaldi, M., Gezeck, S., Stuhr, V.: *Poor saccadic control correlates with dyslexia.* Neuropsychologia 36 (1998), 1189–1202.

46   Brown, B., Haegerstrom-Portnoy, G., Adams, A. J., Yingling, C. D., Galin, D., Herron, J., Marcus, M.: *Predictive eye movements do not discriminate between dyslexic and control children.* Neuropsychologia 21 (1983), 121–128.
     Black, J. L., Collins, D. W., De Roach, J. N., Zubrick, S. R.: *Dyslexia: saccadic eye movements.* Perceptual and motor skills 58 (1984), 903–910.
     Black, J. L., Collins, D. W., De Roach, J. N., Zubrick, S. R.: *A detailed study of sequential saccadic eye movements for normal and poor reading children.* Perceptual and Motor Skills 59 (1984), 423–434.

47   Ehrlich, S. F., Rayner, K.: *Contextual effects on word perception and eye movements during reading.* J Verb Learn Verb Behav 20 (1981), 641–655.
     Underwood, G., Bloomfield, R., Clews, S.: *Information influences the pattern of fixations during sentence comprehension.* Perception 17 (1988), 267–278.

48   Underwood, G., Hyönä, J., Niemi, P.: *Scanning patterns on individual words during the comprehension of sentences.* In: O'Regan, K., Levy-Schoen, A. (Hrsg.): *Eye Movements: From Physiology to Cognition.* North Holland, Amsterdam 1987, S. 467–477.

49   Mackay, D.: *Elevation of visual threshold by displacement of retinal image.* Nature 225 (1970), 90–92.
     Mitrani, L., Yalimoff, N., Mateef, S.: *Dependence of visual suppression on the angular size of voluntary saccadic eye movements.* Vision Research 10 (1970), 411–415.

50 Dilling, H., Mombour, W., Schmidt, M. H. (Hrsg.): *Internationale Klassifikation psychischer Störungen. ICD-10.* Huber, Bern 1991.

51 Saß, H., Wittchen, H.U., Zaudig, M. (Hrsg.): *Diagnostisches und statistisches Manual psychischer Störungen,* DSM IV. Hogrefe, Göttingen et al. 1998.

52 Shapira, Y. A., Jones, M. H., Sherman, S. P.: *Abnormal eye movements in hyperkinetic children with learning disability.* Neuropädiatrie 11 (1980), 36–44.
Ross, R. G., Hommer, D., Breiger, D., Varley, C., Radant, A.: *Eye movement task related to frontal lobe functioning in children with attention deficit disorder.* J Am Acad Child Adolesc Psychiatry 33 (1994), 869–874.
Vogel, R: *Augenbewegungen bei hyperkinetischen Kindern: Der Einfluß des Methylphenidats auf visuelle Aufmerksamkeitsleistungen.* Diplomarbeit an der Freien Universität Berlin, 1998.
Krämer, K.: *Visuelle Aufmerksamkeitsleistungen bei Kindern: Der Einfluß des Methylphenidats auf die Fixationsleistung eines stätionären und bewegten Reizes.* Diplomarbeit an der Katholischen Universität Eichstätt, 2001.

53 Campbell, S. B., Douglas, V. I., Morgenstern, G.: *Cognitive styles in hyperactive children and the effect of methylphenidate.* J Child Psychol Psychiat 12 (1971), 55–67.
Hokins, J., Perlman, T., Hechtman, L., Weiss, G.: *Cognitive styles in adults originally diagnosed as hyperactives.* J Child Psychol Psychiat 20 (1979), 209–216.

54 Ross, R. G., Hommer, D., Breiger, D., Varley, C., Radant, A.: *Eye movement task related to frontal lobe functioning in children with attention deficit disorder.* J Am Acad Child Adolesc Psychiatry 33 (1994), 869–874.

55 Hodgetts, D. J., Simon, J. W., Sibila, T. A., Scanlon, D. M., Vellutino, F. R.: *Normal reading despite limited eye movements.* JAAPOS 2 (1998), 182–183.

56 Black, J. L., Collins, D. W., De Roach J. N., Zubrick, S. R.: *Smooth persuit eye movements in normal and dyslexic readers.* Perceptual and Motor Skills 59 (1984), 91–100.

57 Biscaldi, M., Fischer, B., Aiple, I.: *Saccadic eye movements of dyslexic and normal reading children.* Perception 23 (1994), 45–64.

58 Vgl. z. B. French , J. N., Ellsworth, N. J., Amuroso, M. Z.: *Reading and Learning Disabilities – Research and Practice,* Garland Publishing, New York, London 1995, S. 142 ff.
Dummer-Smoch, L., Hackethal, R.: *Handbuch zum Kieler Leseaufbau,* Kiel 1994.
Hofmann, B.: *Lese-Rechtschreibschwäche – Legasthenie: Erscheinungen, Theorieansätze, Prävention;* eine Systematische Einführung in die Gesamtproblematik. Oldenburg Verlag, München 1998, S. 175 ff.

59 Grissemann, H.: *ZLT Zürcher Lesetest.* Huber, Bern 1996.

60 Zihl, J.: *Eye movement patterns in hemianopic dyslexia.* Brain 118 (1995), 891–912.

61 Zihl, J., von Cramon, D.: *Visual field recovery from scotomata in patients with postgeniculate damage.* Brain 108 (1985), 335–365.
Werth, R., Moehrenschlager, M.: *The development of visual functions in cerebrally blind children during a systematic visual field training.* Restor Neurol Neurosci 15 (1999), 229–241.

62 Vgl. z. B. Werth, R.: *Neglect nach Hirnschädigung.* Springer, Berlin, Heidelberg, New York 1988.

63 Hirsh, I. J., Sherrick, C. E.: *Perceived order in different sense modalities.* J Exp Psychol 62 (1961), 423–432.

64 Lackner, J. R., Teuber, H. L.: *Alterations in auditory fusion thresholds after cerebral injuries in man.* Neuropsychologia 11 (1973), 409–415.

65 Talal, P., Newcombe, F.: *Impairment of auditory perception and language comprehension in dysphasia.* Brain and Language 5 (1978), 13–24.
Steinbüchel, N., Wittmann, M., Strasburger, H., Szelag E: *Auditory temporal order judgement is impaired in patients with cortical lesions in posterior regions of the left hemisphere.* Neuroscience Letters 284 (1999), 168–171.

66 Steinbüchel, N.: *Therapie der zeitlichen Verarbeitung akustischer Reize bei aphasischen Patienten.* Dissertation. Ludwig-Maximilians-Universität München 1987.

67 Zurif, E. B., Carson, G.: *Dyslexia in relation to cerebral dominance and temporal analysis.* Neuropsychologia 8 (1970), 351–361.

68 Landauer, N.: *Zeitliche Verarbeitungsprozesse bei Kindern zweiter Grundschulklassen mit und ohne Lese-Rechtschreib-Schwäche.* Dissertation, Ludwig-Maximilians-Universität München, 2000.

69 Mattis, S., French, J. H., Rapin, I.: *Dyslexia in children and young adults.: three independent neuropsychological syndroms.* Develop Med Child Neurol 17 (1975), 150–163.

70 Perfetti, C. A.: *Reading ability.* Oxford University Press, New York 1985.

71 Treimann, R., Hirsch-Pasek, K.: *Are there qualitative differences in reading behavior between dyslexics and normal readers?* Memory and Cognition 13 (1985), 357–364.
Baddeley, A., Logie, R., Ellis, N.: *Characteristics of developmental dyslexia.* Cognition 29 (1988), 197–228.

72 Vgl. Grissemann, H.: *Von der Legasthenie zum gestörten Schriftspracherwerb.* Huber, Bern, Göttingen, Toronto 1996, 14.

73 Vgl. Klicpera, C., Gasteiger-Klicpera, B.: *Psychologie der Lese- und Schreibschwierigkeiten: Entwicklung, Ursachen, Förderung.* Belz, Weinheim 1998, 209 ff.

74 Valtin, R.: *Dyslexia: Deficit in reading or deficit in research?* Reading Research Quarterly 14 (1978), 201–225.

75 Dilling, H. Mombour, W., Schmidt, M. H. (Hrsg.): *Internationale Klassifika-tion Psychischer Störungen ICD-10, Kapitel V (F)*, Hans Huber, Bern et al. 1993, S. 275.

76 Sauter, F. C.: *Prüfung optischer Differenzierungsleistungen (POD)*. Wester-mann, Braunschweig 1979.

77 Tewes, U.: *Hamburg-Wechsler-Intelligenztest für Kinder*, Revision 1983 (HAWIK-R).

78 Green DG: *Regional variations in the acuity for interference fringes on the retina*. J Physiol (London) 297 (1970), 351–356.

79 O'Regan, J. K.: *Elementary perceptual and eye movement control processes in reading*. In: Rayner, K. (Hrsg.): *Eye Movements in Reading*. Academic Press, New York, London, Paris et al. 1981, 121–139.

80 Rolls, E. T., Cowey, A.: *Topography of the retina and striate cortex and its relationship to visual acuity in rhesus monkeys and squirrel monkeys*. Expl Brain Res 10 (1970), 298–310.

81 Whittgeridge, D.: *Projection of optic pathways to the visual cortex*. In: *Handbook of Sensory Physiology Vol. VII3*.
Jung, R. (Hrsg.): *Central Visual Information B*. Springer, Berlin, Heidelberg, New York 1973, 247–268.

82 Shapley, R., Perry, V. H.: *Cat and monkey retinal ganglion cells and their visual functional roles*. Trends Neurosci 9 (1986), 229–235.

83 De Monasterio, F. M., Gouras, P.: *Functional properties of ganglion cells in the rhesus monkey retina*. Journal of Physiology (London) 251 (1975), 167–195.

84 Perry, V. H., Oehler, R., Cowey, A.: *Retinal ganglion cells that project to the dorsal lateral geniculate nucleus in the macaque monkey*. Neuroscience 12 (1984), 1101–1123.

85 Perry, V. H., Cowey, A.: *Retinal ganglion cells that project to the superior col-liculus and pretectum in the macaque monkey*. Neuroscience 12 (1984), 1125–1137.

86 Livingstone, M. S., Rosen, G. D., Drislane, F. W., Galaburda, A. M.: *Physio-logical and anatomical evidence for a magnocellular defect in developmental dyslexia*. Proc Natl Acad Sci USA 88 (1991), 7943–7947.

87 Wiesel, T. N., Hubel, D. H.: *Spatial and chromatic interactions in the lateral geniculate body of the rhesus monkey*. J Neurophysiol 29 (1966), 1115–1156.
De Valois, R. L., Abramov, I., Jacobs, G. H.: *Analysis of response patterns of Lgn cells*. J Opt Soc Am 56 (1966), 966–977.

88 Cowey, A.: *Projection of the retina on the striate cortex and prestriate cortex in the squirrel monkey (Saimiri sciureus)*. J Neurophysiol 27 (1964), 266–293.
Hubel, D. H., Wiesel, T. N.: *Laminar and columnar distribution of geniculo-cortical fibers in the macaque monkey*. J Comp Neurol 146 (1972), 585–594.

89 Benevento, L. A., Yoshida, K.: *The afferent and efferent organisation of the lateral geniculo-prestriate pathways in the macaque monkey.* J Comp Neurol 203 (1981), 455–474.
Fries, W.: *The projection from the lateral geniculate nucleus of the prestriate cortex of the macaque monkey.* Proceedings of the Royal Society London (B) 213 (1981), 73–80.

90 Hubel, D. H., Wiesel, T. N.: *Receptive fields and functional architecture of monkey striate cortex.* J Physiol 195 (1968), 215–243.
Schiller, P. H., Finlay, B. L., Volman, S. F.: *Quantitative studies of single-cell properties in monkey striate cortex. I. Spatiotemporal organization of receptive fields.* J Neurophysiol 39 (1976), 1288–1319.
Schiller, P. H., Finlay, B. L., Volman, S. F.: *Quantitative studies of single-cell properties in monkey striate cortex. II. Orientation specificity and ocular dominance.* J Neurophysiol 39 (1976), 1320–1333.

91 Felleman, D. J., Van Essen, D. C.: *The connection of area V4 of macaque monkey extrastriate cortex.* Soc Neurosci Abstr 9 (1983), 153.
Felleman, D. J., Van Essen, D. C.: *Distributed hierarchical processing in the primate cerebral cortex.* Cereb Cortex 1 (1991), 1–47.
Rockland, K. S., Saleem, K. S., Tanaka, K.: *Divergent feedback connections of areas V4 and TEO in the macaque.* Vis Neurosci 11 (1994), 579–600.
Gatass, R., Sousa, A., Mishkin, M., Ungerleider, L.: *Cortical projections of area V2 in the macaque.* Cereb Cortex 7 (1997), 110–129.

92 Gross, C. G., Rocha-Miranda, C. E., Bender, D. B.: *Visual properties of neurons in inferotemporal cortex of the macaque.* J Neurophysiol 35 (1972), 96–111.
Perret, D. I., Rolls, E. T., Caan, W.: *Visual neurones responsive to faces in the monkey temporal cortex.* Exp Brain Res 47 (1982), 329–342.
Desimone, R.: *Face selective cells in the temporal cortex of monkeys.* J Cogn Neurosci 3 (1991), 1–8.

93 Grill-Spector, K., Kushnir, T., Hendler, T., Malac, R.: *The dynamics of object selective activation correlate with recognition performance in humans.* Nat Neurosci 3 (2000), 837–843.

94 Leinonen, L., Hyvärinen, J., Nymann, G., Linnankoski, I.: *Functional properties in lateral part of associative area 7 in awake monkey.* Exp Bain Res 34 (1979), 299–320.

95 Butter, J. M.: *Varieties of attention and disturbances of attention: a neuropsychological analysis.* In: Jeannerod, M. (Hrsg.): *Neurophysiological and Neuropsychological Aspects of Spatial Neglect.* Elsevier, Amsterdam, New York, Oxford 1987, S. 1–23.
Rizzolatti, G., Camarda, R.: *Neural circuits for spatial attention and unilateral neglect.* In: Jeannerod, M. (Hrsg.): *Neurophysiological and Neuropsychological Aspects of Spatial Neglect.* Elsevier, Amsterdam, New York, Oxford 1987, S. 289–313.
Rizzolatti, G., Berti, A.: *Neural Mechanisms of spatial neglect.* In:

Robertson, I. H., Marshall, J. C. (Hrsg.): *Unilateral Neglect: Clinical and Experimental Studies*. Lawrence Erlbaum, Hove, Hillsdale 1993, S. 87–105.

96 Richmond, B. J., Wurtz, R. H., Sato, T.: *Visual Responses of inferior temporal neurons in awake monkey*. J Neurophysiol 50 (1983), 1415–1432.
Moran, N., Desimone, R.: *Selective attention gates visual processing in the extrastriate cortex*. Science 229 (1985), 782–784.

97 Luck, S., Chelazzi, L., Hillyard, S., Desimone, R.: *Effects of spatial attention on responses of V4 neurons in the macaque*. Soc Neurosci Abstr 19 (1993), 27.

98 Chelazzi, L., Miller, E. K., Duncan, J., Desimone, R.: *A neural basis for visual search in inferior temporal cortex*. Nature 363 (1993), 345–347.

99 Watanabe, T., Harner, A. M., Miyauchi, S., et al.: *Attention-regulated activity in human primary visual cortex*. J Neurophysiol 79 (1998), 2218–2221.
Kastner, S., De Weerd, P., Desimone, R., Ungerleider, L. G.: *Mechanisms of directed attention in the human extrastriate cortex as revealed by functional MRI*. Science 282 (1998), 108–111.

100 Kastner, S., De Weerd, P., Desimone, R., Ungerleider, L. G.: *Mechanisms of directed attention in the human extrastriate cortex as revealed by functional MRI*. Science 282 (1998), 108–111.

101 Corbetta, M., Miezin, F. M., Dobmeyer, S., Shulman, G. L., Petersen, S. E.: *Attention modulation of neural processing of shape, color and velocity in humans*. Science 248 (1991), 1556–1559.
Clark, V. P., Parasuraman, R., Keil, K., et al.: *Selective attention to face identity and color studied with fMRI*. Hum Brain Map 5 (1997), 293–297.
Wojciulik, E., Kanwisher, N., Driver, J.: *Covert visual attention modulates face-specific activity in the human fusiform gyrus: fMRI study*. J Neurophysiol 79 (1998), 1574–1578.

102 Ungerleider, L. G., Mishkin, M.: *Two cortical visual systems*. In: Ingle, D. J., Goodale, M. A., Mansfield, R. J. (Hrsg.): *The Analysis of Visual Behavior*. MIT Press, Cambridge MA, 1982, S. 549–586.

103 Zusammenfassende Darstellungen der Symptomatik finden sich in:
Werth, R.: *Neglect nach Hirnschädigung – unilaterale Verminderung der Aufmerksamkeit und Raumrepräsentation*. Springer, Berlin, Heidelberg, New York 1988.
Werth, R.: *Shifts and omissions in spatial reference in unilateral neglect*. In: Robertson, I. H., Marshall, J.C. (Hrsg.): *Unilateral Neglect: Clinical and Experimental Studies*. Lawrence Erlbaum, Hove, Hillsdale 1993, 211–231.
Halligan, P. W., Marshall, J. C.: *The history and clinical presentation of neglect*. In: Robertson, I. H., Marshall, J. C. (Hrsg.): *Unilateral Neglect: Clinical and Experimental Studies*. Lawrence Erlbaum, Hove, Hillsdale 1993, 1–25.

104 Holmes, G.: *Disturbances of vision by cerebral lesions*. British J Ophthalm 2 (1918), 353–384.

Gloning, I., Gloning, K., Hoff, H.: *Neuropsychological symptoms and syndroms in lesions of the occipital lobe and the adjacent areas.* Gauthier-Villars, Paris 1968.

Girotti, F., Milanese, C., Casazza, M., et al.: *Oculomotor disturbances in Balint's syndrome: Anatomoclinical findings and electrooculographic analysis in a case.* Cortex 18 (1982), 603–614.

105 Bushnell, M. C., Goldberg, M. E., Robinson, D. C.: *Behavioral enhancement of visual responses in monkey cerebral cortex. I. Modulation in posterior parietal cortex related to selective attention.* J Neurophysiol 46 (1981), 755–772.

Kodaka, Y., Mikami, A., Kubota, K.: *Neuronal activity in the frontal eye field of the monkey is modulated while attention is focussed onto a stimulus in the peripheral visual field, irrespective of eye movement.* Neurosci Res 28 (1997), 291–298.

Colby, C. L., Duhamel, J. R., Goldberg, M. E.: *Visual presaccadic and cognitive activation of single neurons in monkey lateral intraparietal area.* J Neurophysiol 76 (1996), 2841–2852.

106 Nobre, A. C., Sebestyen, G. N., Gitelman, D. R., et al.: *Functional localization of the system of visuospatial attention using positron emission tomography.* Brain 120 (1997), 515–533.

Hopfinger, J. B., Buonocore, M. H., Mangun, G. R.: *The neural mechanisms of top-down attentional control.* Nat Neurosci 3 (2000), 284–291.

Corbetta, M., Kincade, J. M., Ollinger, J. M., McAvoy, M. P., Shulman, G. L.: *Voluntary orienting is dissociated from target detection in human parietal cortex.* Nat Neurosci 3 (2000), 292–297.

107 Webster, M. J., Bachevalier, J., Ungerleider, L. G.: *Connections of inferior temporal areas TEO and TE with parietal and frontal cortex in macaque monkeys.* Cereb Cortex 4 (1994), 470–483.

Cavada, C., Goldman-Rakic, P. S.: *Posterior parietal Cortex in rhesus monkey. II. Evidence for segregated cortico-cortical networks linking sensory and limbic areas with the frontal lobe.* J Comp Neurol 287 (1989), 422–445.

Beck, P. D., Kaas, J. H.: *Cortical connections of the dorsomedial visual area in old world macaque monkeys.* J Comp Neurol 406 (1999), 487–502.

108 Hanes, D. P., Schall, J. D.: *Neural control of voluntary movement initiation.* Science 274 (1996), 427–430.

Schall, J. D.: *Weighing the evidence: how the brain makes a decision.* Nat Neurosci 2 (1999), 108–109.

109 Hikosaka, O., Wurtz, R. H.: *Modifikation of saccadic eye movements by GABA-related substances. I. Effect of muscinol in monkey substantia nigra pars reiculata.* J Neurophysiol 53 (1985), 292–308.

110 Wilson, M. E., Toyne, M. J.: *Retino-tectal and cortico-tectal projections in Maccaca mulatta.* Brain Res 24 (1970), 395–406.

Pollack, J. G., Hickey, T. L.: *The distribution of retino-collicular axon terminals in rhesus monkey.* J Comp Neurol 185 (1979), 587–602.

111 Goldmann, P. S., Nauta, W. J.: *Autoradiographic demonstration of a projec-*

tion from prefrontal association cortex to the superior colliculus in the rhesus monkey. Brain Res 116 (1976), 145–149.

Künzle, H., Akert, K.: *Efferent connections of area 8 (frontal eye fields) in macacca fascicularis: A reinvestigation using the autoradiographic technique.* J Comp Neurol 173 (1977), 147–164.

112 Moschovakis, A. K., Karabelas, A. B., Highstein, S. M.: *Structure-function relationships in the primate superior colliculus. II. Morphological identity of presaccadic neurons.* J Neurophysiol 60 (1988), 263–302.

113 Strassman, A., Highstein, S. M., McCrea, R.A.: *Anatomy and physiology of saccadic burst neurons in the alert squirrel monkey. II. Inhibitory burst neurons.* J Comp Neurol 249 (1986), 358–380.

Scudder, C. A., Moschovakis, A. K., Karabelis, A. B., Highstein, S. M.: *Anatomy and physiology of saccadic long-lead burst neurons recorded in the alert squirrel monkey. II. Pontine neurons.* J Neurophys 76 (1996), 353–370.

114 Furuya, N., Makham, C. H.: *Direct inhibitory synaptic linkage of pause neurons with burst inhibitory neurons.* Brain Res 245 (1982), 139–143.

115 Cannon, S. C., Robinson, D. A.: *Loss of the neural integrator of the oculomotor system from brain stem lesions in monkey.* J Neurophysiol 5 (1987), 1383–1409.

116 Vgl. z. B. Brandt, T., Büchele, W.: *Augenbewegungsstörungen.* Fischer, Stuttgart, New York 1983.

117 Wurtz, R. H., Goldberg, M. E.: *Activity of superior colliculus in behaving monkey: IV. Effects of lesions on eye movements.* J Neurophysiol 35 (1972), 575–586.

118 Heywood, S., Ratcliff, G.: *Long term oculomotor consequences of unilateral colliculectomy in man.* In: Lennerstrand, G., Bach-y-Rita, P. (Hrsg.): *Basic mechanisms of ocular motility and their clinical implications.* Pergamon, Oxford (1975), 561–564.

119 Für eine Darstellung dieser Symptomatik vgl. Werth, R.: *Hirnwelten.* C. H. Beck, München 1998.

120 Für eine Übersicht vgl. Smith, E. E., Jonides, J.: *Storage and executive processes in the frontal lobes.* Science 283 (1999), 1657–1661.

121 D'Esposito, M., Postle, B. R., Ballard, D., Lease, J.: *Maintainance versus manipulation of information held in working memory: an eventrelated fMRI study.* Brain Cogn 41 (1999), 66–86.

122 Carpenter, P. A., Just, M. A., Keller, T. A., Eddy, W. F., Thulborn, K. R.: *Time course of fMRI-activation in language and spatial networks during sentence comprehension.* Neuroimage 10 (1999), 216–224.

Sachregister

Ratgeber Psychologie in der Beck'schen Reihe

Rainer Balloff
Kinder vor Gericht
Opfer, Täter, Zeugen
1992. 248 Seiten. Paperback
Beck'sche Reihe Band 495

Maike Bastian / Till Bastian
Die Angst der Eltern vor dem Kind
1996. 144 Seiten mit 7 Abbildungen. Paperback
Beck'sche Reihe Band 1189

Ute Benz
Warum sehen Kinder Gewaltfilme?
1998. 150 Seiten mit 14 Abbildungen. Paperback
Beck'sche Reihe Band 1245

Reinmar du Bois
Jugendkrisen
Erkennen – verstehen – helfen
2000. 222 Seiten. Paperback
Beck'sche Reihe Band 1311

Reinmar du Bois
Kinderängste
Erkennen – verstehen – helfen
3., durchgesehene Auflage. 1998. 228 Seiten. Paperback
Beck'sche Reihe Band 1137

Hermann Ehmann
Ist mein Kind Legastheniker?
Ein Ratgeber zur Lese- und Rechtschreibschwäche
1995. 140 Seiten. Paperback
Beck'sche Reihe Band 1094

Verlag C. H. Beck München

Ratgeber Psychologie in der Beck'schen Reihe

Jutta Hartmann
Zappelphilipp, Störenfried
Hyperaktive Kinder und ihre Therapie
Mit einem Nachwort von Prof. Dr. Reinhard Lempp
6., unveränderte Auflage. 1997. 124 Seiten. Paperback
Beck'sche Reihe Band 333

Gunther Klosinski
Psychokulte
Was Sekten für Jugendliche so attraktiv macht
1996. 117 Seiten. Paperback
Beck'sche Reihe Band 1143

Gunther Klosinski
Wenn Kinder Hand an sich legen
Selbstzerstörerisches Verhalten bei Kindern und Jugendlichen
1999. 144 Seiten mit 2 Abbildungen. Paperback
Beck'sche Reihe Band 1283

Arnold Lohaus/Johannes Klein-Heßling
Kinder im Streß und was Erwachsene dagegen tun können
Mit Illustrationen von Konny Droste
1999. 143 Seiten mit 15 Abbildungen und Checklisten, Fragebogen,
Graphiken und Illustrationen. Paperback
Beck'sche Reihe Band 1335

Walter Toman
Familienkonstellationen
Ihr Einfluß auf den Menschen
6., durchgesehene Auflage. 1996. 271 Seiten. Paperback
Beck'sche Reihe Band 112

Rolf Wille
Sucht und Drogen und wie man Kinder davor schützt
2., neubearbeitete und erweiterte Auflage. 1997. 150 Seiten. Paperback
Beck'sche Reihe Band 1070

Verlag C. H. Beck München